JN199295

薬物療法に活かす

糖尿病を
聴く技術と話す技術

著 **松本一成**
Kazunari Matsumoto

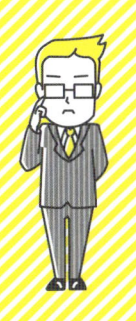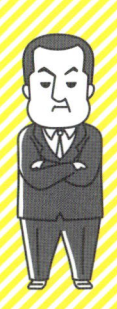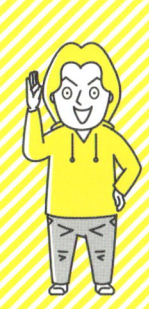

南江堂

序文

　今回，糖尿病の薬物療法に特化したコーチングの本を執筆する機会をいただきました．2018 年 5 月の第 61 回日本糖尿病学会が行われた東京でのことです．私は，「SGLT2 阻害薬の有効性を高める対話法について」という演題を発表しました．発表終了後のフロアで南江堂の佐竹さん，堀内さん，大野さんに声をかけられました．コーチングと糖尿病薬との関連について執筆しませんかという，私にとってはとても嬉しい相談でした．

　コーチングを学習して以来，例えば糖尿病薬の服薬やインスリン治療の開始に抵抗感を示す患者との付き合い方が以前よりも上手になりました．かつての私は理論を並べて患者の抵抗を論破することに躍起になっていました．もちろん，言い争いに発展した経験もあります．しかし，コーチングを学ぶようになってからは理論以上に感情が大事なのだと気づきました．また，コミュニケーションを特徴づける「タイプ分け™」を知ることによって，相手に合わせるという方法も会得することが出来ました．以前は患者を変えたいと思っていましたが，本当に変わるべきは自分自身でした．このような体験を他の医療者とも共有したいと思うようになり，日本臨床コーチング研究会の一員として各地でワークショップやセミナーを開催しています．

　コーチングを始めたばかりの頃，ティーチングは答えを教えるからダメで，答えをクライアントが考えるコーチングがよいのだと思って，それを強く意識していた時期がありました．しかし，それは望ましい結果をもたらしませんでした．おそらく，コーチングを学習した医療者の中にも私と同じような経験をされた方がいると思います．「あなたは，どうしたいと思いますか？」と質問しても，患者からは期待する答えが返ってこなくて，結局こちらからアドバイスをしてしまい，「コーチングってあまり役に立たないかも？」と失望したという経験です．その点に関して，日本臨床コーチング研究会の仲間達といろいろな議論をしました．その結果，「臨床コーチング」はビジネス領域のコーチングとは異なっているという結論に到達しました．医療（臨床現場）の世界は，昔からティーチングで成り立っている領域であったのです．先輩から後輩への情熱的なティーチング．医療者から患者やその家族への親切なティーチング．そうな

のです。医療者と患者では知識の量と質にかなりの開きがあります。そのため，ティーチングをベースに置いて，コーチングを追加することが医療者にとって有効なコーチングの使い方であることに気づいたのです。ティーチングを排除するのではなくコーチングと共存することが最も適したスタイルでした。

　以上のことから，本書では糖尿病薬のことを患者に説明するティーチングの要素と，患者の考えや生活を尊重しながら治療方法を決定していくコーチングの要素の両方を取り入れています。これまでの，糖尿病の薬物療法の本とは異なって，どのような対話をすれば患者の納得が得られるのかにフォーカスした，ちょっと味つけの違う本になっています。筆者の主観がたくさん入っているので，読者の皆様と見解が異なる箇所も多々あるだろうと思います。「もっとよい方法がありますよ」や「この部分はおかしいのではないですか？」などのご批判は大歓迎です。

　本書の構成は，「序章 患者中心のアプローチをはじめよう」で，患者をよく知ることの重要性を述べています。「第1章 患者のやる気を引き出す対話法」では，コーチングや行動療法や動機づけ面接法でよく用いられるスキルや考え方を紹介しています。また医療者(医師)と患者の対話を様々なパターンで紹介しています。「第2章 タイプ別，患者の心をつかむ糖尿病服薬指導」では，内服薬7種類，注射薬2種類をどのように説明するのかを解説しています。特に，タイプ分けに沿った解説はまだまだ珍しいことでしょう。

　コミュニケーションスキルを学習することは，本来とても楽しいことです。楽しくて仕事の役にも立つことこそが本書が目指した理想です。医療者も患者もWin-Winの関係になる糖尿病診療の構築の一助になることができれば幸いです。

謝辞
　筆者と共に日々の糖尿病診療に携わっている佐世保中央病院の医師およびスタッフの皆様に感謝いたします。また，常に前向きな討論を展開してくれる日本臨床コーチング研究会の幹事の皆様に深く感謝いたします。

　　2019年5月

　　　　　　　　　　　　　　　　　　　　　松本一成

目次

序章　患者中心のアプローチ(Patient Centered Approach)をはじめよう　1

1　患者中心のアプローチはなぜ必要とされたか？ ……………………… 2
2　本当の患者中心のアプローチを達成するためには？ ………………… 4
こんなやりとり，していませんか？ ……………………………………… 12

第1章　患者のやる気を引き出す対話法　23

1　あなたはなぜ患者の抵抗に遭うのか？～コーチングの基本的な考え方… 24
　　1) コーチングって…？ ……24
　　2) コーチングとティーチングの使い分け ……25
　　3) あなたはなぜ患者の抵抗に遭うのか？ ……28
　　4) 答えは相手が決める ……29
2　4つの「タイプ分け™」 ………………………………………………… 31
　　4つのタイプの特徴 ……………………………………………………… 33
　　1) 相手のタイプの見分け方 ……37
　　2) 糖尿病患者における「タイプ分け™」 ……39
3　患者のやる気を引き出す技法～行動療法とコーチング ……………… 43
　　1) 行動とは何か？ ……43
　　2) 行動変化ステージ(多理論統合モデル) ……44
　　3) ゴール設定が重要です ……46
　　4) 患者の発言は否定しない ……51
　　5) 患者のための質問のしかた ……52
　　6) 承認で自己効力感を育てる ……61
　　7) 「伝わる」情報を伝える ……66
　　8) 反対の気持ちと賛成の気持ちを聞き出す ……77
　　9) 重要度を高め自信をつける ……80

10）「できている」「できる」「できそうだ」に着目 ……86

11）記録する，見える化する ……91

第2章 タイプ別，患者の心をつかむ糖尿病服薬指導 101

1 **内服薬** 102

1）ビグアナイド薬―インスリン抵抗性改善系①― ……102

2）チアゾリジン薬―インスリン抵抗性改善系②― ……107

3）スルホニル尿素(SU)薬―インスリン分泌促進系①― ……111

4）速効型インスリン分泌促進薬(グリニド薬)―インスリン分泌促進系②
……117

5）DPP-4阻害薬―インスリン分泌促進系③― ……120

6）α-グルコシダーゼ阻害薬―糖吸収・排泄調節系①― ……124

7）SGLT2阻害薬―糖吸収・排泄調節系②……129

2 **注射薬** 134

1）GLP-1受容体作動薬 ……134

2）インスリン ……140

コラム

コラム1 コンプライアンス，アドヒアランス，さて今は？：コンコーダンス(調和) ……42

コラム2 薬を止めたいと言われたら？ ……61

コラム3 ポリファーマシーを考える ……75

コラム4 配合薬は福音？ ……76

コラム5 Flash Glucose Monitoring(FGM) ……94

コラム6 栄養看護外来 ……98

コラム7 シックデイ対策，どうするか？ ……146

索引 149

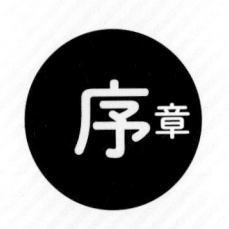

患者中心のアプローチ
(Patient Centered Approach)
をはじめよう

この章では，患者中心のアプローチを実現するための具体的な方法について解説します．

患者のことをよく知る医療者になるためには，生活歴とよくある1日の過ごし方を聴取します．実例を記載していますのでご参照ください．

内容一覧　　生活歴（ライフチャート）

　　　　　　　　よくある1日

1

患者中心のアプローチは なぜ必要とされたか？

　かつて，糖尿病の治療では画一的な治療目標値の達成を目指していた時期がありました．このことを「Treat to target」と呼んでいました．当時は，糖尿病の薬物治療の手段がSU薬やインスリン療法などに限られており，血糖コントロール目標を達成すること自体が困難であったという事情が背景にあります．そして，実際にDCCTやUKPDSやKumamoto study[1~3]において，細小血管合併症を減らす治療目標値がおよそHbA1c 7％未満であることが証明されました．

　目標HbA1c値を正常に近づけば近づくほど，患者の予後がさらによくなるに相違ないと信じて複数の臨床試験が実施されました．代表的な研究は2008年から2009年に報告されたACCORD試験，ADVANCE試験，VADT試験です[4~6]．驚いたことに，いずれの研究も糖尿病患者の死亡率を減らすことはできませんでした．それどころか，ACCORD試験ではHbA1cを6％に近づける強化介入によって死亡率が有意に上昇してしまいました[4]．その要因としては，低血糖の増加や体重増加などの因子が影響しているのではないかと推測されました．このような強化介入試験の結果から，SU薬やインスリンに頼り切って画一的にHbA1cを低下させる治療には限界があることがわかりました．

　一方で近年，糖尿病の薬物療法は，格段の進歩を遂げています．本邦では2009年にDPP-4阻害薬，2010年にGLP-1受容体作動薬，そして2014年にSGLT2阻害薬が発売されました．いずれの薬も単独では低血糖をきたし難く，後2者では体重を減らす効果も認められました．このように糖尿病治療の選択肢が増えたことにより，従来よりも治療成績が明らかに向上しました[7]．したがって，現在では適切な治療薬を組み合わせることによって良好な血糖コントロールの達成や維持が可能となる患者が増えてきました．

　そのような中で，2012年に米国糖尿病協会（ADA）と欧州糖尿病学会（EASD）が共同で発表した2型糖尿病のポジションステートメントにおいて，「患者中心のアプローチ（Patient Centered Approach）」を提唱しました[8]．これを受けて，日本では2013年に熊本宣言が発表され，HbA1cの目標値は6%，7%，8%未満の中から患者ごとに適切に選択することを推奨しました．さらに2016年には日本老年医学会と日本糖尿病学会が高齢者糖尿病の血糖コントロール目標を発表しました．画一的な治療目標値から，患者ごとの治療目標値へと，患者中心のアプローチの広がりを実感するところです．

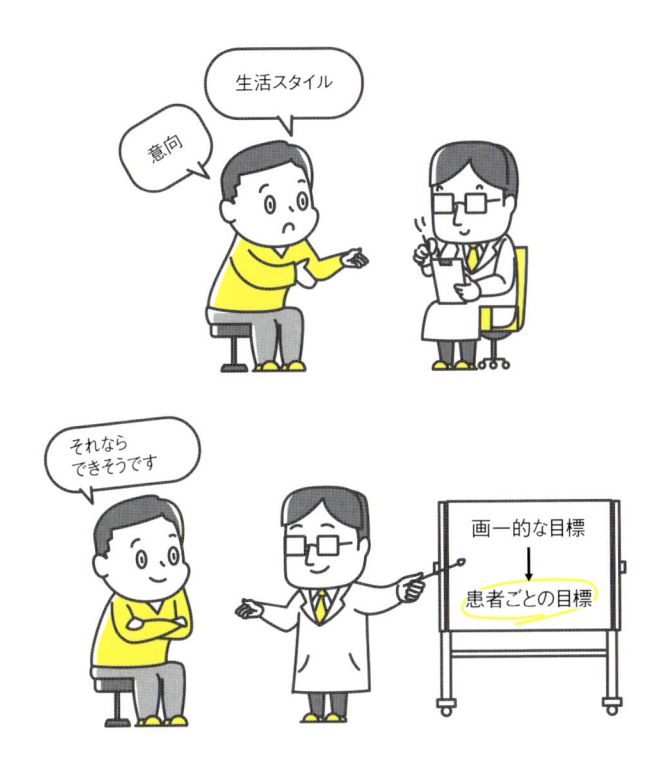

2 本当の患者中心のアプローチを達成するためには？

　患者中心のアプローチを実践するための方法として前述の米国糖尿病協会は図1のような因子を検討することを勧めています．その因子は，低血糖リスク，罹病期間，余命，併存疾患，血管合併症，患者意識，および資源など多岐にわたっています．ひとりひとりの患者に最適な治療を選択するためには，患者のことをよく知ることが大事です．

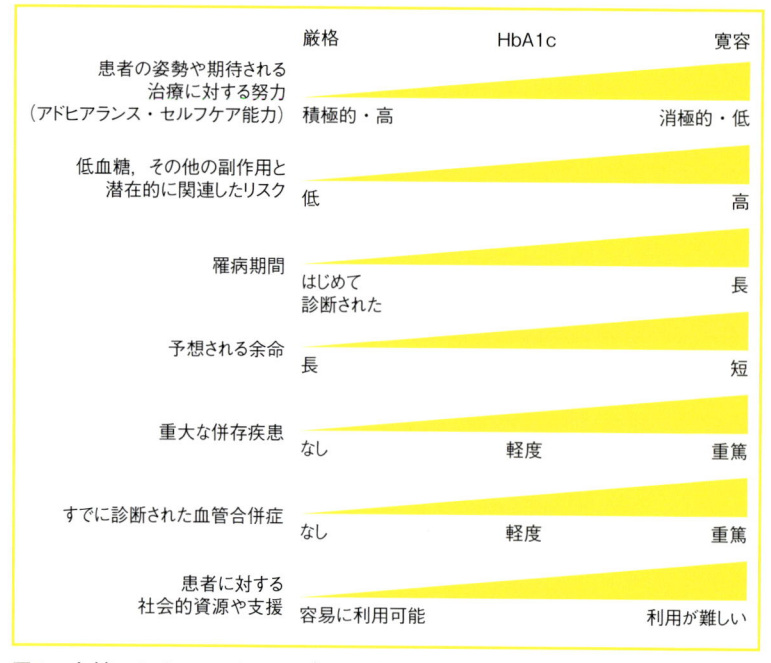

図1　血糖コントロールのアプローチ─ADA-EASDの患者中心の医療（Patient Centered Approach）
患者中心のアプローチにより個別化された治療が糖尿病医療の主流となる．
（Inzucchi SE, et al. Diabetes Care 2012；**35**（6）：1364-1379 を参考に作成）

　そして，当然のことではありますが患者のことをよく知るために必要なことが「対話」です．患者は，いつどこで生まれて，どのように育ち，どのような仕事をしているのか？ 家族構成は？ 職場での地位は？ 経済状況は？ どのような考え方をするのか？ 好きなことは？ 嫌いなことは？ つまり，医療者は患者に「あなたはどんな人ですか？」と問い続けなければならないのです．

　それぞれの患者はその人生のプロセスにおいて糖尿病に罹患し，私たち医療者と偶然に出会うことになります．そしてそれは，患者の人生にとってひとつの断面でしかありません．患者には受診に至るまでの歴史があり，また同時にこれからの未来の人生もあるのです．患者の未来をよきものにするためには，その患者のことをよく知ることに努め，医療者と患者あるいは患者家族も含めて治療同盟を結成し，支援を続けることが大切であると思います．

　そのためには，生活歴（ライフチャート）や，よくある1日を聴くことがしばしば有用です．

a　生活歴（ライフチャート）を聴こう

＊以下は，著者のカルテの記載からです

Aさん　60歳　男性．仕事はビルの警備保障

　〇〇県〇〇市で誕生．両親は建築会社に勤務していた．小学生のときに長崎県佐世保市へ転居してきた．中学・高校時代は野球部に所属していた．高校は佐世保市内の商業高校を卒業．理系は苦手であったが，国語や日本史は好きであった．卒業後は，大阪の警備保障会社に就職した．その後，京都，福岡へ転勤．30歳のときに結婚．子供は娘が2人．2人ともすでに社会人．50歳の時に離婚して，単身で佐世保に帰ってきた．現在は独居であり，警備保障会社で，ビル警備の仕事をしている．仕事が終わったら近くのスーパーで惣菜やインスタント食品を購入して簡単な食事をする毎日である．1日に缶ビールを1本飲む．タバコは20年前に禁煙した．

> 今回，勤務中に足を滑らせて階段から転落し，前腕骨を骨折した．救急病院へ搬送され，一時的に骨折部を固定．後日手術を行うことになったが，血液検査にて血糖値が 322 mg/dL であることが判明した．追加検査での HbA1c は 9.6 ％であった．術前の血糖コントロールが必要であるとの判断で，当科を紹介された．

いかがでしょうか？ 先述のように A さんと私たち医療者との出会いは，偶然であり断面的でもあります．A さんは自分自身の人生をこれまで歩んで来られて，たまたま「糖尿病」という接点で私たちと出会ったのです．そして，これからしばらくは共に歩むことになるでしょう．

佐世保中央病院の糖尿病センターでは，相手のことをよく知るために何よりも患者との対話を重視しています．

次の例をみてみましょう．

Bさん　54歳　男性　コントロール不良，運動習慣なし，食事は不規則

> 近医からの紹介．糖尿病を治療開始して 3 年程度．はじめは糖尿病薬の服薬で HbA1c は 6〜7 ％程度だったが，徐々に悪化してきた．最新の値は 9.1 ％であった．食事は 1 日 2 食の日もあれば，3 食の日もある．運動習慣はない．休日は自宅でゴロゴロとして過ごすことが多い．しばしば缶コーヒー（微糖）を飲む．最近はお茶に変えた．糖尿病薬の飲み忘れもしばしばで残薬がある．このままでは危険ということで，主治医から教育入院を勧められて当院を受診した．

このBさんの病歴を読んでどのように思われたでしょうか？ 生活習慣からみるとやる気のない患者のようにも思われますね．では，Bさんの病歴に少しだけ情報を追加してみます．

Bさん　54歳　男性　コントロール不良，運動習慣なし，食事は不規則

近医からの紹介．職業はタクシーの運転手．糖尿病を治療開始して3年程度．はじめは糖尿病薬の服薬でHbA1cは6〜7％程度だったが，徐々に悪化してきた．最新の値は9.1％であった．食事はできるだけ3食食べようと思っているが，夜勤のときや多忙なときには欠食になることもしばしばであった．また，早朝に帰宅したときは何も食べずに眠ることもある．仕事柄，運動不足を自覚しているが，疲れていると休養を優先してしまっていた．缶コーヒー(微糖)は体に悪かろうと思って最近はお茶にしている．糖尿病薬はメトホルミン，シタグリプチン，ボグリボースを処方されているが，不規則な生活とともに残薬が増えてきた．このままではまずいかなと思っていたところ，主治医から糖尿病専門病院での治療を勧められた．

このように，患者の病歴を「糖尿病中心」ではなくて「患者の生活中心」にすると，ずいぶんと違って聞こえませんか？生活している患者の視点をもつことが大事だと思います．

POINT ▶病歴は，患者の生い立ちから現在までの生活歴がわかるように聴取しよう

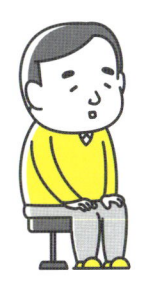
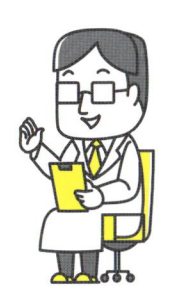

b　よくある1日を聴いてみよう

　できるだけ健康に良い生活習慣を患者に指導したいと思っている医療者は多いことでしょう．

「食事は1日3食．できるだけ均等に．野菜から食べてください．夜遅くの間食はよくないですよ．運動は食後に20分ほど，やや早歩きが望ましいです….」

というふうに.

　ここでとても大事なことがあります．望ましい生活習慣を指導するためには，患者の現在の生活習慣をよく知っていることが前提です．どんなに理想的な生活習慣を医療者が思い描いていても，患者には受け入れがたい場合もあるのです．

　どうすれば今よりもよくなるのか？　この課題を患者と共に考えていくために，一度，「よくある1日の過ごし方」を聴取することをお勧めします．

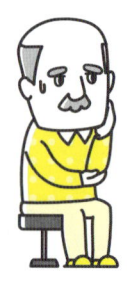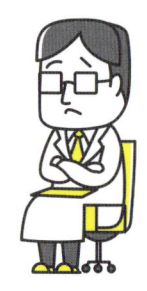

Cさん　68歳　女性　主婦　2型糖尿病

4：30　起床　朝食を準備　夫の出勤時間が早いので早起きである

5：00　朝食　和食が多い(ごはん，味噌汁，玉子，納豆など)

　　　夫を送り出してからひと眠りする

7：00　再び起床

7：30　近所に住む孫を小学校まで送る(徒歩にて)

8：00　食器洗い，掃除，洗濯などの家事

　　　上記を終えたら昼まで休憩

12：00　昼食　麺類が多い

　　　午後はTVを見ながら過ごす

　　　買い物もこの時間が多い(自家用車)

15：00　果物や菓子を間食する

16：00　孫のお迎え(徒歩にて)

18：00　夕食の支度

19：30　夕食　朝・昼と比べると量は多め　アルコールは飲まない

　　　片付け，入浴，TV

22：00　就寝

　Cさんのよくある1日を聴取しました．その後に，Cさんに質問してみました．

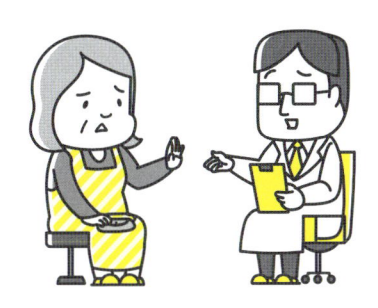

> 主治医：「糖尿病を今よりもよくするために，Cさんは1日の過ごし方をどのように変えようと思いますか？」
> Cさん：よくある1日を眺めながら，「そうですね…．夕食は少し量を減らした方がいいのかもしれませんね．」
> 主治医：「なるほど，夕食の量を少しだけ減らしてみようと…．他にはいかがですか？」
> Cさん：「家事を済ませたあとに，少し運動ができるかもしれません．近所に最近スポーツジムができたので気になっていたのです．」
> 主治医：「それはいいですね．」

　医療者が考える健康な生活を患者に押し付けようとしてもなかなか容易には受け入れられません．**患者自身が自分の生活習慣を振り返りながら，自ら修正案を考える方がより実践的**だと思われます．

　この「よくある1日」を，尋問調にならないように，できるだけ口を挟まずに傾聴します．患者の生活パターンを医療者側が知っているはずはないので，「教えてください」という謙虚な態度で傾聴することができます．この作業によって患者と医療者との信頼関係が深まることは間違いありません[9]．

> 🖐 **POINT** ▶よくある1日の過ごし方を傾聴して，患者と共に生活習慣を見直す．

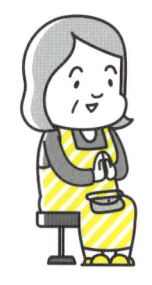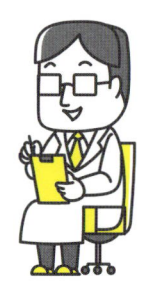

●文献
1）The Diabetes Control and Complications Trial Research Group. The effects of intensive treatment of diabetes on the development and progression of long-term complications in insulin-dependent diabetes mellitus. N Engl J Med **329**：977-986, 1993.
2）UK Prospective Diabetes Study（UKPDS）Group. Intensive blood-glucose control with sulphonylureas or insulin compared with conventional treatment and risk of complications in patients with type 2 diabetes（UKPDS 33）. Lancet **352**：837-853, 1998.
3）Ohkubo Y, et al. Intensive insulin therapy prevents the progression of diabetic microvascular complications in Japanese patients with non-insulin- dependent diabetes mellitus：a randomized prospective 6-year study. Diabetes Res Clin Pract **28**：103-117, 1995.
4）The Action to Control Cardiovascular Risk in Diabetes Study Group. Effects of intensive glucose lowering in type 2 diabetes. N Engl J Med **358**：2545-2559, 2008.
5）ADVANCE Collaborative Group. Intensive blood glucose control and vascular outcomes in patients with type 2 diabetes. N Engl J Med **358**：2560-2572, 2008.
6）Duckworth W, et al. Glucose control and vascular complications in veterans with type 2 diabetes. N Engl J Med **360**：129-139, 2009.
7）糖尿病データマネジメント研究会（JDDM）web
8）Inzucchi SE, et al. Management of Hyperglycemia in Type 2 Diabetes：A Patient-Centered Approach. Diabetes Care **35**：1364-1379, 2012.
9）ステファン・ロルニックほか．健康のための行動変容．地域医療振興協会公衆衛生委員会PMPC研究グループ監訳，法研，2001.

こんなやりとり，していませんか？

Case 1 薬は体に悪そうだからと服薬を拒否する患者

Dr 「Aさんが糖尿病を患っていることがわかってから3ヵ月になりました．その間に食事療法や運動療法に取り組んでもらったのですが，HbA1cは当初の8.7％から7.8％までしか下がってません．目標値は7％未満なので，糖尿病薬による治療を開始する必要があります．」

Pt 「あの〜．できれば薬は飲みたくないのですが…．」

Dr 「あなたが飲みたいか飲みたくないかではなくて，飲む必要があると説明しています．」

Pt 「もう少し待っていただけませんか？　もっと頑張ってHbA1cを下げて見せますから．」

Dr 「一時的に無理をしてHbA1cが下がったとしても長続きはしませんよ．ここはもう薬を開始する方が良いと思いますけどね．」

Pt 「先生の言うことはわかるのですが，もう少し様子を見てください．」

Dr 「まったく…．どうなっても知りませんよ．」（あきらめ）

Pt 「大丈夫です．頑張ります．」（何とかやり過ごすことができた．）

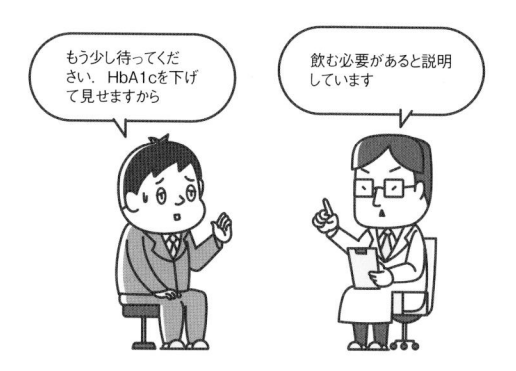

> もう少し待ってください．HbA1cを下げて見せますから

> 飲む必要があると説明しています

こんな場合に効果的 ☞p77［第1章-3-8）反対の気持ちと賛成の気持ちを聞き出す］へ

Case 2 服薬や治療の中断を繰り返す患者

Dr 「Bさん，久しぶりの受診ですね．やはり治療を中断するとコントロールが悪化するようでして，本日は9.6％まで上昇していました.」

Pt 「すみません.」

Dr 「体調は大丈夫なのですか？」

Pt 「はい，特に症状はないのですが.」

Dr 「そうですか．ところでどうして治療を中断されたのですか？」

Pt 「もう良くなったと思って…．食事とか注意していたので大丈夫かと思っていたのですが….」

Dr 「そうですか．確かに前回のHbA1cは6.5％まで下がっていました．でも，治療を止めてよいなんて言っていませんよ．糖尿病は完治しないんですよ．ご存じでしたか？」

Pt 「はい….聞いたような気がします.」

Dr 「もう二度と治療を中断しないでください．これはBさんのためを思って言っています.」

Pt 「すみません….」（正論過ぎるので意気消沈）

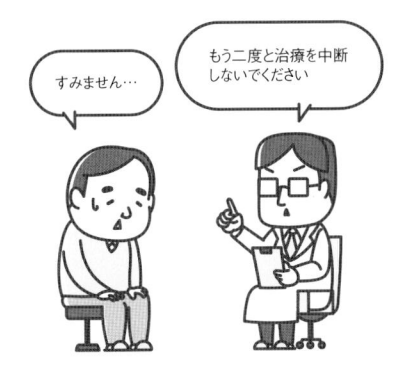

こんな場合に効果的 ☞p46［第1章-3-3）ゴール設定が重要です］へ

Case 3 薬の飲み忘れが多い患者

Dr 「それでは，次回までの8週分，薬を処方しておきますね.」

Pt 「あっ，あの…. 薬は4週分でいいです. まだ残りがあります.」

Dr 「薬が残っているのですか？」

Pt 「はい.」

Dr 「Cさん. そんなことでは困りますよ. 出された薬はきちんと飲まなければ十分な効果が得られませんよ.」

Pt 「すみません. ついつい飲み忘れてしまうんです.」

Dr 「そんなことを言っているようではいつまでたっても病状は改善しませんよ. 今度だってきちんと服薬していたらもっと結果がよかったのかもしれません. 自分の病気の治療ですよ. もっと真剣に取り組んでもらわなければ困ります.」

Pt 「はい…. これから気をつけます.」(また怒られた…)

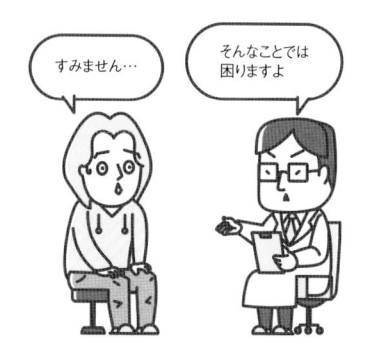

こんな場合に効果的 ☞p39[第1章-2-1)糖尿病患者における「タイプ分け」]へ

Case 4 処方した薬を服用しようとしない患者

Dr 「Dさん，今日のHbA1cは7.5％でした．前回から糖尿病薬のメトホルミンを開始したので少し下がることを期待したのですが…．」

Pt 「やっぱり下がらないですよね．」

Dr 「予想されていたのですか？」

Pt 「はい．ある程度は．」

Dr 「よろしければ，少し詳しく教えていただけないでしょうか？」

Pt 「実は，薬はほとんど飲んでいません．」

Dr 「それはどうしてですか？」

Pt 「服薬した翌日大便が緩くなって下痢気味になったので薬を飲むのを止めました．元々薬を飲むことにあまり気が進まなかったのですが，やっぱり私にはダメです．」

Dr 「たった1回の下痢で止めてしまったのですか？」

Pt 「薬を飲んでいない時には滅多に下痢はしません．なのに，薬を飲んだとたんに下痢です．きっと薬のせいだと思います．」

Dr 「まあ，仮にそうだったとしても大部分の患者さんは服薬を続けるうちに自然と症状は治まることが多いようですよ．慣れてくるということだと思いますが．」

Pt 「慣れるまで飲み続けるなんて…．それは嫌です．」

Dr 「まあ，そう言わずに．たった1回の下痢で止めるなんてもったいないです．いい薬なのだから．」

Pt 「…．」（納得していない）

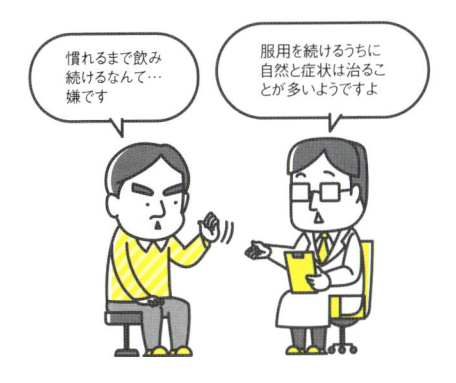

こんな場合に効果的　☞p52［第1章-3-5）患者のための質問のしかた］へ

Case 5 行動変容を引き出すためにSGLT2阻害薬が処方された患者

Dr 「今度，新たに服薬する糖尿病の薬は，効果の出現が速いのが特徴です．また，心臓や腎臓や血管を保護して，死亡率を減らす効果もありそうです．評判がいい薬なので試してみてください．」

Pt 「はい，いいですよ．」

6週後の受診．HbA1cは9.8⇒9.3％，体重は71.7⇒70.9kg．

Dr 「HbA1cも下がって体重も減りましたね．薬が良く効いているようですよ．」

Pt 「よかった．それにしてもよく効く薬ですね．」

Dr 「そうなのです．喜ばれる患者さんも多いのですよ．ところでEさんは食生活や運動も以前よりよくなったのではないですか？」

Pt 「いやあ，それならよいのですが，食事も運動も，生活は特に変わっていません．」

（SGLT2阻害薬は効いたけれど，生活習慣の変化はなし）

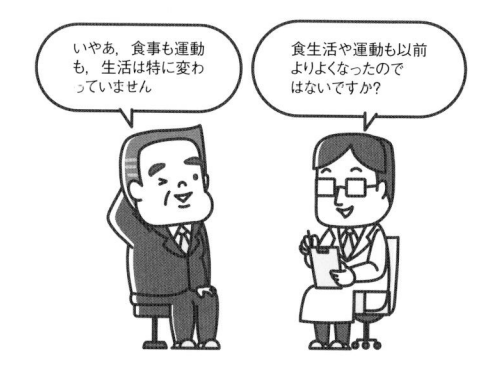

こんな場合に効果的　☞p80［第1章-3-9）重要度を高め自信をつける］へ

Case 6　インスリン治療を開始することに抵抗する患者

Dr「Fさん，HbA1cがだんだん高くなっています．Fさんは腎臓に早期の合併症を持っておられるので，今後のことが心配です．」

Pt「そんなに悪いのですか？」

Dr「合併症が進行するのにブレーキをかけるには，HbA1cを7％未満になるようにコントロールすることが望ましいとされています．」

Pt「そうでした．7％未満でしたよね．」

Dr「はい．そこで，いくつかFさんに質問があるのですがよろしいですか？」

Pt「はい．どうぞ．」

Dr「まず薬のことなのですが，3種類の糖尿病薬ですね．飲み忘れとかはいかがですか？」

Pt「薬だけはちゃんと飲んでいます．一度も忘れていません．」

Dr「そうですか．それでは，食事療法はどうですか？」

Pt「これは…食べ過ぎています．間食もするのです．わかってはいるのですが….」

Dr「食べ過ぎて，間食もして体重も増えているのですね．じゃあ，運動は？」

Pt「時々，少しだけ歩きます．でも膝が悪いので長くはできません．どうにかしなければと思うのですが….」

Dr「膝が悪くて運動もあまりできないのですね．」

Pt「何とかしないといけませんね．」

Dr「そうですね．Fさんは糖尿病の合併症が出始めていて血糖値が高い．しかし，食事療法が上手くできない．運動療法もちょっと難しい．そうするとインスリン治療を始めるしか方法がないですね．」

Pt「….すみません．ちょっと待ってください．インスリンの前にもう少し食事や運動を頑張ってみますので．」（できていないことばかりを指摘されて気持ちが穏やかでない．抵抗しようとしている．）

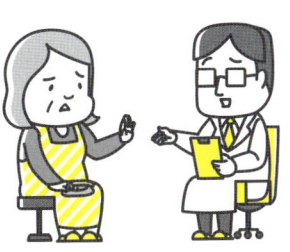

> ちょっと待ってください．もう少し食事や運動を頑張ってみますので

> そうするとインスリン治療を始めるしか方法がないですね

こんな場合に効果的　☞p86［第1章-3-10)-a.できることを増やそう］へ

Case 7 **インスリン注射の回数を増やすことに抵抗する患者**

Dr　「Gさんは，インスリン治療をするようになって，以前よりも良くなりましたが，ここ数ヵ月は横ばいですね．」

Pt　「そうですね．」

Dr　「将来のことを考えると，もう少し下げておきたいと私は思うのです．」

Pt　「私なりに頑張ってはいるのですけどねえ．なかなか．」

Dr　「例えば，インスリンの回数を増やすのはどうでしょうか？一般的に基礎インスリンだけで効果が不十分な場合には，追加インスリンといって食直前のインスリンを使うことが推奨されています．」

Pt　「今の1日1回注射でもいっぱいいっぱいです．インスリンの回数を増やすなんて…．ちょっと無理です．」

Dr　「最も有効性が高いインスリンの使い方は4回注射なのですよ．1回注射だけでうまくコントロールできる確率はそもそも低いのです．このまま治療を続けても良くなるとは思えません．」

Pt　「でも…．今はできそうにありません．本当に必要ですか？」（心理的に抵抗している）

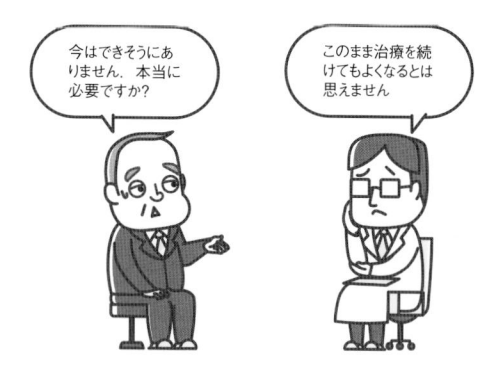

こんな場合に効果的　☞p91〔第1章-3-11）記録する，見える化する〕へ

Case 8　医療費を気にする患者

息子と同居．息子は仕事がなくてアルバイト．家計はHさんの年金が主であって経済的に困窮している．過去に2回の治療中断歴あり．HbA1cはよいときには7％未満であるが，受診間隔が空くと上昇する．

Dr「Hさんは，今までに糖尿病コントロールが上手くいっているときとそうでないときを繰り返してこられていますね．そこでお聞きしたいのですが，コントロールが良いときとそうでないときは，どのような違いがあるのですか？」

Pt「違いはありません．普通です．何ともありません．」（表情が硬い，関わらないでくれという態度）

Dr「そうですか．何ともないのですね．」（何だか面倒くさそうだからスルーしよう）

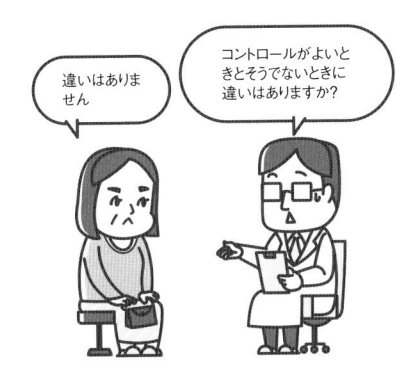

こんな場合に効果的　☞p52［第1章-3-5)患者のための質問のしかた］へ

Dr 「Iさん，なかなか糖尿病のコントロールが上手くいきませんね．体調は大丈夫ですか？」

Pt 「特に具合が悪いということはないですね．」

Dr 「ああ，それは良かったです．ところで高いHbA1cが続いているとやっぱり心配になります．少しでも（HbA1cを）下げて欲しいのですが…．どうしたらいいのでしょうね．」

Pt 「そうですねえ．なかなかうまくいきませんね．何しろ一人暮らしで食事療法なんてできやしません．」

Dr 「そうですか．それもそうですよね…．」

（問題点を具体的にしようとしていない．）

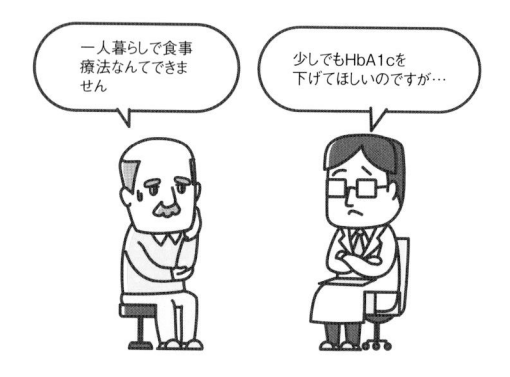

一人暮らしで食事療法なんてできません

少しでもHbA1cを下げてほしいのですが…

こんな場合に効果的 ☞p66［第1章-3-7）「伝わる」情報を伝える］へ

情報に踊らされやすい患者

Dr 「Jさん，今回はLDLコレステロール，よくいう悪玉コレステロールですが，とても高くなっていました．前回が110 mg/dLで今回が158 mg/dLです．どうしたのでしょうかねえ．」

Pt 「実は，今回はコレステロールの薬を飲んでいません．」

Dr 「そうだったのですか．それで今回は悪玉コレステロールが高かったのですね．納得です．ところで，どうして薬を飲まなかったのですか？」

Pt 「あの…．ちょっと言いにくいのですが，週刊誌でコレステロールの薬を飲んではいけないって書いてあったので，しかも自分が飲んでいる薬と同じ名前だったので怖くなって飲むのを止めました．先生は，一体どうしてこんなに怖い薬をだすのですか？」

Dr 「馬鹿なことを言ってはいけません．週刊誌やテレビの情報なんて大部分が信用できませんよ．どれも大げさで話題になるように面白おかしく書いているだけのことです．だいたい主治医の私があなたの健康を損ねるようなことをするわけがありません．」

Pt 「すみません…．」（勢いに驚いているが，納得はしていないと思われる）

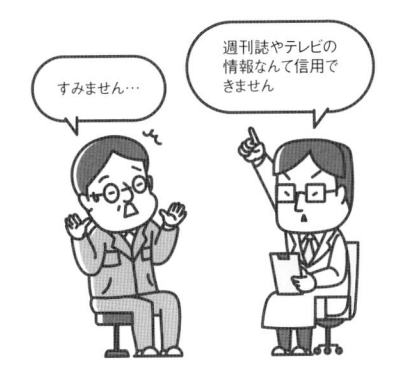

こんな場合に効果的　☞p61［第1章-3-6）承認で自己効力感を育てる］へ

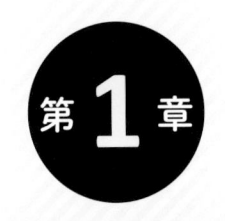

第1章

患者のやる気を引き出す対話法

この章では，コーチング，行動療法，動機づけ面接を用いて糖尿病の医療面接や療養指導を行う方法について解説します．

コーチングスキル，「タイプ分け™」，行動療法，動機づけ面接の解説と共に，それを用いた具体的な対話例を「機能しなかった対話」と「効果的な対話」として記載しています．両者の違いを実感できると思います．

内容一覧　コーチングとティーチング
「タイプ分け™」
コーチングスキル（共感的傾聴，質問，承認，伝達）
行動療法（行動の定義，SMART目標，行動記録）
動機づけ面接（賛成と反対の気持ち，重要度と自信）

あなたはなぜ患者の抵抗に遭うのか？〜 コーチングの基本的な考え方

1) コーチングって…？

　私がコーチングを学習した（株）コーチ・エィではコーチングを以下のように定義していました[1].

　「コーチングとは対話を重ねることを通してクライアントが目標達成に必要なスキルや知識，考え方を備え，行動することを支援するプロセスである.」

　この定義を見て私がイメージすることは以下のようなことです.

> - クライアントがゴール目標を達成するために，コーチはクライアントと繰り返し対話を行います．対話をしながらクライアントは様々な気づきを得て，自らの創意工夫と力で，成長していきます.
> - コーチとクライアントには相互に信頼関係があります．すなわち，コーチはクライアントの目標達成を支援する心強いパートナーです.
> - コーチングを受けることによって，クライアントは一人でできる以上の成果を手にすることでしょう.

　コーチングには3原則と呼ばれるものがあります．それは，①双方向性，②個別性，③現在進行形です.

> ①双方向性とは，上下（かみしも）のないフラットな関係で対話をすることです．安心して話ができる関係であればクライアントの発言が増えて多くの気づきが得られます.

②個別性とは，クライアントひとりひとりにあったコーチングを行うということです．特に相手のよいところ(強み)に注目します．
③現在進行形とは，継続的にかかわり続けることを意味します．継続的にかかわることによってクライアントは軌道修正をしながら着実に目標に近づくことができるようになります．

これを糖尿病診療や療養相談に当てはめれば，**患者と医療者が対等の立場で健康問題に取り組み，その患者が持っている強みを引き出し，繰り返し対話を重ねることによって患者の具体的な健康行動を引き出していく**ということになるのです．

2) コーチングとティーチングの使い分け

ティーチングでは，**教える人が教えられる人に対して，知識・技術・経験などを与えます**．ティーチングの利点は，一度に多くの対象者を教育できること，方法や価値観などの統一が図れること，そして短時間に教育できることです．

一方，ティーチングの弱点は，その効果が教える側の人の知識や経験に左右されること，教えられる側の個性は活かされないこと，そしてしばしば教えられる側を受け身にしてしまい主体性が育ちづらいことです．

コーチングの利点は，相手の考える力を育てられること，相手の可能性を引き出せること，そして相手の個性を活かせることです．一方，コーチングの弱点は，ある程度時間がかかること，一度に多人数を育成するのは困難なこと，多様な価値観への対応方法が複雑になること，そして相手にまったく知識がないとコーチングできないことです．

ティーチングは誤りでコーチングが正しいなどというつもりはありません．基本的に，医療現場は医療者が患者に情熱的なティーチングを行うことで成り立っています．どの医療者も患者が理解しやすいように，専門用語を避けながら，時には比喩を用いて，懇切丁寧な説明をしています．ティーチングも必要なことです．

しかし，**これからはティーチングで十分に説明した後に，コーチングを少**

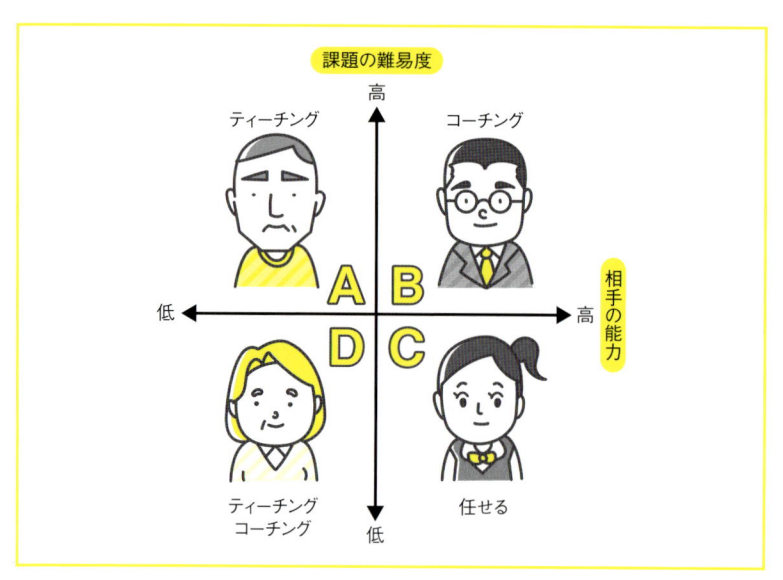

図1　相手の能力と課題の難易度から推測される適切なアプローチ法．ティーチングか？コーチングか？

((株)コーチ・エィ．Hello, Coaching！コーチングの基本，図解コーチングとは？ティーチングとの違いで学ぶ，その意味と効果的な使い分け，より許諾を得て改変し転載)

しだけ追加してほしいと思います．「説明を聞いてあなたはどう思われましたか？」，「あなたにとっては何が重要と思われましたか？」，「何から始めようと思いますか？」などのコーチング的な質問を追加してみます．いわゆる「ちょい足し」です．ティーチングとコーチングは互いに補完的に機能することでしょう．

　ティーチングとコーチングは，患者の自己管理能力や状況によって使い分けるとより効果的です．個人の能力の高低と，課題の難易度の高低によって4つのマトリックスに分類してみます．図1にその方法を提示しています．

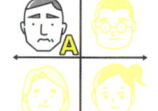

Aさん：糖尿病と診断されたばかり

　糖尿病に関する知識はまだほとんどありません．血糖値は400 mg/dL以上であり，口渇・体重減少も認めます．インスリン治療を開始するために入院を勧めましたが，どうしても今は入院ができ

ないとのことです．

⇒ティーチングが有効

「どうすればよいと思いますか？」と問いかけたところで，問題は解決しません．外来でインスリンの使い方を懇切丁寧に教えるしかなさそうです．

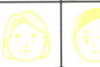

Bさん：1型糖尿病歴10年

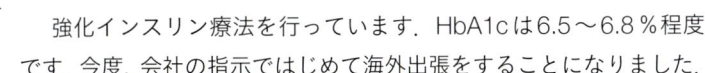

強化インスリン療法を行っています．HbA1cは6.5〜6.8％程度です．今度，会社の指示ではじめて海外出張をすることになりました．

⇒コーチングが有効

「どのようなときに困ると思いますか？」，「基礎インスリンを切らさないためには，何時に注射すればよいと思いますか？」，「低血糖対策としてどのようなものを準備しておきますか？」など，具体的なイメージを思い浮かべてもらいます．不足している分は，ティーチングで補うとよいでしょう．

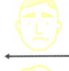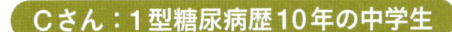

Cさん：1型糖尿病歴10年の中学生

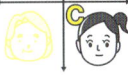

インスリンポンプ療法を行っています．HbA1cは6.5〜7.0％程度です．今度，修学旅行で沖縄へ行くことになりました．

⇒任せるだけでよい

緊急時のための情報提供書と，インスリンポンプのメーカーの相談室および当院への緊急連絡の方法を教えておけば，あとは本人に任せておいてもよいでしょう．

Dさん：糖尿病治療を始めて3ヵ月

今度，初めてのお正月を迎えます．どのように過ごしたらいいのでしょうか？との相談がありました．

⇒ティーチングが有効

はじめてのお正月なので，「他の人はこのようにされていますよ」とか，「このような点に注意してください」と優しく教えて，翌年からはコーチングにしてもよいでしょう．

⇒コーチングが有効

本人の自発性を促進し，自ら考える，自ら行動する能力を育成する意味でコーチングは使えます．「どのようなことを心配していますか？」や「お正月には何か計画をしているのですか？」がよくある質問でしょう．

3) あなたはなぜ患者の抵抗に遭うのか？

　患者のためによかれと思って，アドバイスしたのに拒否されたり，無視されたりしたことはありませんか？　たとえば**「インスリン治療を開始したほうがよいと思いますよ．」**とアドバイスをしたけれど，**「それは絶対嫌です．」**と断られたり，**「もう間食は止めてください．血糖にも肥満にもよくありませんよ．」**と言ったら，**「それだけが楽しみなのですからやめられません．」**と返されたり．医療者であれば誰しもが経験したことがあるでしょう．

　それでは，なぜあなたは患者の抵抗に遭うのでしょうか？

　その答えは，**「要求の言語が多いから」**です．要求の言語は，指示・命令・アドバイスという形で医療者から患者へ伝えられます．患者から求められたアドバイスであれば，さほど抵抗に遭うことは少ないのですが，求められていないアドバイスは患者さんには聞き入れられないことが多いのです．一言でいえば「余計なお世話」なのです．したがって，**医療者の考えや価値観を一方的に患者に押しつけてしまうと，抵抗に遭う機会が増えてしまうのです．コーチングでは，押しつけるではなくて引き出すことに注力をします．**

例 看護師と患者の対話

血糖コントロールが不十分な患者に，3日間の食事調査を依頼するように主治医から依頼された看護師が，患者と対話をしました．

> 「血糖値がなかなか改善しないので，食事療法の見直しをするように先生から指示が出ました．この食事記録シートを見たことがありますか？これは，あなたが3日間の食事を記録するというものです．」
>
> 「いいえ，見たことはありません．しかし，それによく似たものを以前にやったことがあります．全然役に立ちませんでした．」
>
> 「そうですか．わかりました．では，今日あなたが相談したいと思っていることはどんなことですか？どんなことでもいいですよ．」
>
> 「はい．実はちょっと言いにくいのですが…．処方された薬はほとんど飲んでいません．」

　この対話で最も重要なポイントは看護師の2番目の発言です．明らかに食事調査に対して拒否的な反応を示した患者に，「主治医の指示だから」と食事調査を押しつけるような態度をとりませんでした．むしろ，**「何を相談したいのですか？」**と質問することによって，薬を服薬していないという事実が判明しました．もし，看護師が食事調査に固執していたらこの事実にはたどり着くことができなかったことでしょう．これが，引き出すアプローチです．

4) 答えは相手が決める

　コーチングにおいて基本となる考え方の中に，「クライアントが本当に必要とする答えは，クライアント自身の中にある」というものがあります．ある問題に対処するときに，星の数ほどある答えの中から正解を導き出してクライアントに教えてあげることはコーチの仕事ではないのです．

　クライアントはコーチと対話をしながら視野を広げ，可能性を広げ，選択肢を増やし，あまたの答えの中からクライアント自身が答えを見つけるのです．

　つまり，コーチは**答えそのものを教えるのではなくて，正しい答えの見つけ方を教える**のです．医療者が正しいと思っている答えが，患者が欲している答えではない場合もあります．

例　医師と患者の対話

「私が思うに，あなたは明らかな運動不足です．血糖値が高いだけではなくて，中性脂肪も高いし脂肪肝もあります．このままだとまずいですよ．」

「すみません．」

「運動ではウォーキングが一番よいと思います．特に道具も要りませんしお金もかかりません．仕事が終わって帰宅したら，少なくとも週3回以上歩いてください．時間は30分程度が目安です．少し汗ばむ程度に．」

「ええ，でも….」

「つべこべ言わずに実行すること！」

　患者の自宅は山の上にあり，夜間は真っ暗になります．時にはイノシシが出ることもあるそうです．どうやら医師の提案は患者にとっては非現実的であったようです．この場合，患者に，どのような運動ができるのかを尋ねるともっと現実的な方法が見つかったのかもしれません．

　答えがクライアント自身の中にあるというのは，少々誇張されすぎかもしれません．医療者の提案が本当にタイムリーであれば，それを答えにしてもよいと思います．答えは，それが自分の中からであっても外からであっても構わないのですが，**最終的には答えは患者が自分で決めるという表現が最も妥当であるように思います**．

2

4つの「タイプ分け™」

　コーチングでは，個別対応が重視されます．コミュニケーションをとるときに，相手をよく観察して，相手を十分に理解し，相手に受け止めやすい形で伝えることが望ましいのです．（株）コーチ・エィが開発した「タイプ分け」は相手との関係構築力を高めるのに有用な方法です[2]．

　「自己主張」と「感情表出」という2つの軸から4つのマトリックスに分類されました．そして，コミュニケーション・スタイルの特徴から，コントローラー，プロモーター，サポーター，アナライザー，と名付けられました（図2）．

　診断には，簡易版コミュニケーション・スタイル・インベントリー（質問票）を使います（図3）．是非自分のタイプを診断してみてください．

　本書では，相手が患者であることを想定して説明していきます．

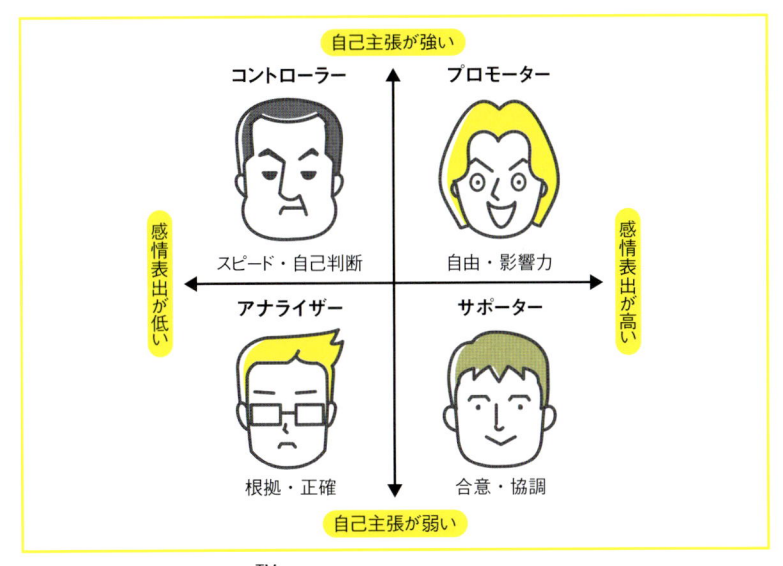

図2　4つの「タイプ分け™」
（「タイプ分け™」は株式会社コーチ・エィの登録商標です．）

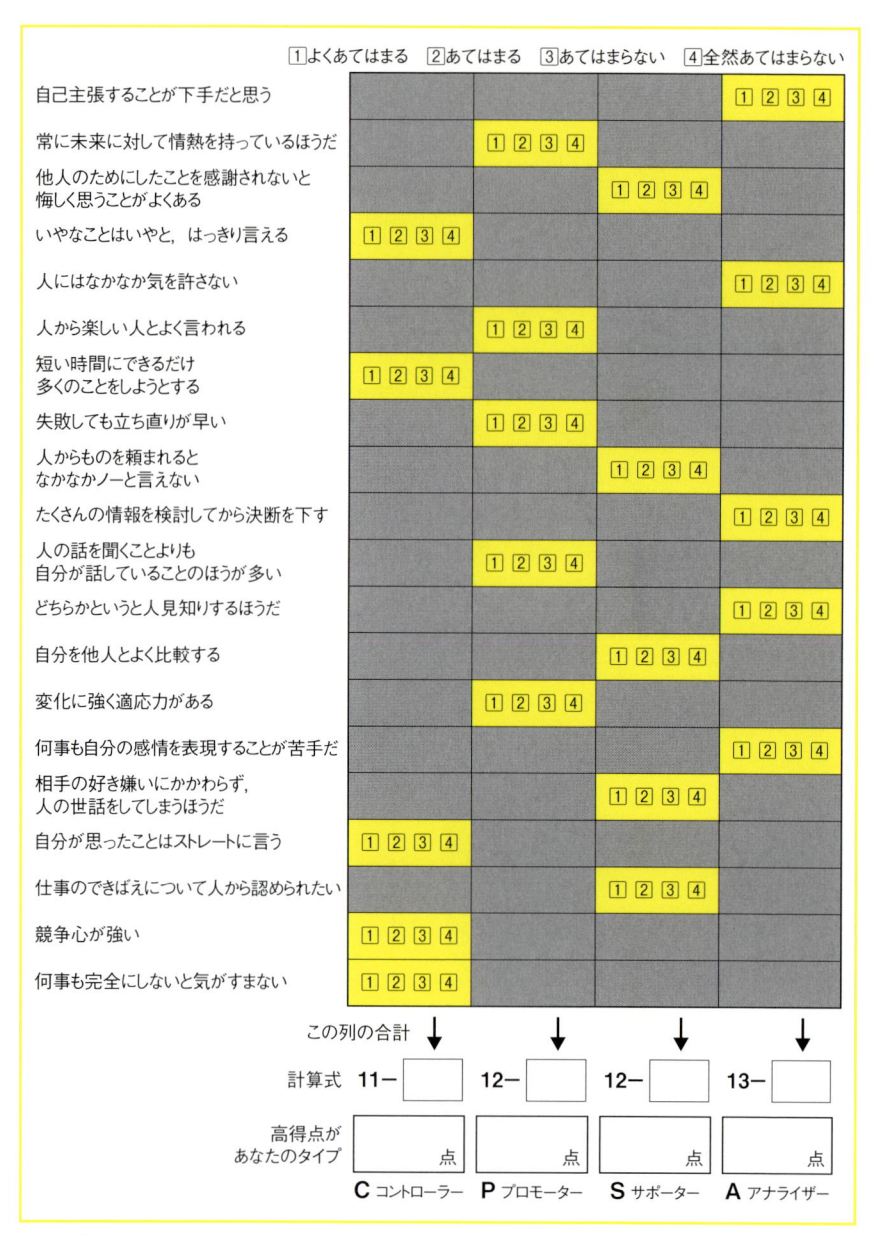

図3 簡易型コミュニケーション・スタイル・インベントリー(コーチ・エィ)
(伊藤守，鈴木義幸．図解コーチング流タイプ分けを知ってアプローチするとうまくいく，ディスカヴァー・トゥエンティワン，p9，2006より引用)

4つのタイプの特徴

① コントローラー（支配者型）

コントローラーは，「スピード感」と「自分で判断すること」を重視する傾向にあります．したがって，時間がかかることや他人からの指示命令が大嫌いです．

頑固な患者，わがままな患者が多いようです．

たとえば，中小企業のワンマン社長．自信ありげで，姿勢はよく，腕組みや足組みをしていることが多いです．

「……のはずです．」，「……すべきである」など断定的な物言いをします．

長所としては，決断のスピードが速いことと，行動に移すのが速いことです．

注意点としては，人の話を聴かずに結論を急ぐこと．また，相手が遅いとイライラして怒鳴り出すこともあります．

〈接し方〉

　まずは，決定権を患者に与えることです．薬を服薬するかどうか？ 血糖測定をどうするか？ 栄養指導を受けるかどうか？ これらを医療者側から指示するのではなく，具体的な内容を短く説明したのちに，「どうされますか？」と尋ねます．医療者が情報を伝え，患者が自己決定するというスタイルが理想的でしょう．

　説明の際には，まず結論からです．コントローラーはすばやくテキパキしたことを好みますので，ゆっくりと丁寧に説明しているとやがてイライラしてきます．「要するにどうすればいいんだ．さっさと結論を言え．」となりかねません．

②プロモーター（促進者型）

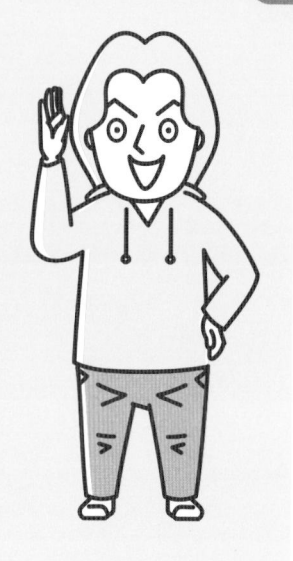

- プロモーターは，「自由であること」と「影響力を持つこと」を重視する傾向にあります．したがって，アイデアが豊富で発言も多く，他人から注目されることを好みます．
- 明るくて行動的で，ノリがよい患者が多いようです．たとえば，よくしゃべる販売員．基本的に笑顔であることが多く，感情の表現も豊かです．「すごい！」，「最高！」など発言に感嘆符が多く，また「バンバン」や「ガンガン」などの擬音語も多いという特徴があります．身振り手振りが大きく，早口で抑揚のある話し方です．
- 積極性があって新しいことを始めることが得意ですが，残念ながら飽きっぽいという側面も持ち合わせています．薬の飲み忘れは，プロモーターに多いといわれています．

〈接し方〉

　プロモーターは決まりきったことばかりだとモチベーションが下がります．したがって，患者の自主性やアイデアを尊重することが必要です．アイデアが豊富なのはよいことですが，その重要度や優先度はバラバラでしばしば話が飛びます．そこで，アイデアを十分に傾聴した後で「最初にやるのはどれですか？」あるいは「最も効果的な方法はどれだと思いますか？」という質問をすることによって考えを整理してもらうとよいでしょう．

　プロモーターを承認する際には，「さすがですね！」や「すばらしい！」など医療者側も感嘆符をつけるとうまくペーシング（相手に合わせる）できます．プロモーターに対しては多少大げさな表現であっても問題なく受け入れられます．

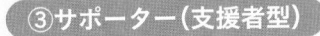

③サポーター（支援者型）

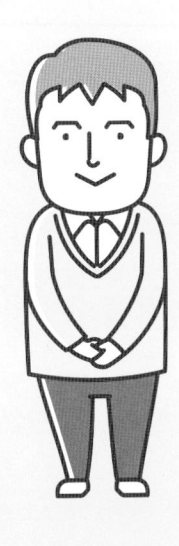

サポーターは，「合意を得ること」と「協調すること」を重視する傾向にあります．したがって，基本的にいい人で気配りが上手です．

一般的によい患者が多いようです．穏やかで協調性の高い，医療者から見れば手のかからない患者です．

他人の感情に敏感であるため，しばしば遠慮することがあります．また，人の期待に応えようとして無理をすることもあります．自分のことは後回し．ストレスをため込んでしまうかもしれません．

看護師にはサポーターが多いといわれています．

〈接し方〉

サポーターには頻回の小さな承認が必要です．また，結果が出るまで待つのではなく，プロセスから話を聴くようにするとよいでしょう．手がかからないからと放置していると，その間に口には出さなくてもストレスをどんどんため込んでしまいます．口数が少なく遠慮がちなので，「体調は大丈夫ですか？」と聞くと「大丈夫です．」と，本当は大丈夫でなくても答えてしまいます．そこで，「今，うまくいっていないのはどんなところですか？」というオープン型の質問をすると「実は……」と答えやすいようです．サポーターに「頑張りましょう」の連呼はよくないといわれています．声をかけるなら，「頑張っていますね．」という承認です．

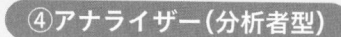

④アナライザー（分析者型）

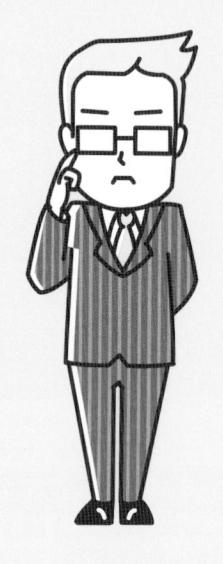

- アナライザーは，「根拠を明確にすること」と「正確さ」を重視する傾向にあります．したがって，客観的な視点で考える完全主義者のようなところが目立ちます．
- 感情を顔や言葉にはあまり出さず，冷静な印象です．じっくりと言葉を選びながら話します．慎重・堅実で失敗や間違いを嫌います．
- 数値目標や情報を盛り込むことが得意で，物事に取り組むときにはまずデータを集めて分析します．
- 納得をしなければ行動を起こすことができません．そのために確認質問が多い傾向にあります．納得していない場合には，処方された薬をあえて服薬しない場合もあります．
- データ重視なので，体重記録，血圧記録，血糖記録が詳細かつ緻密です．

〈接し方〉

　どんな情報がほしいのかを直接本人に尋ねるのがよいでしょう．納得しないと行動ができないので，アナライザーが欲する情報を提供する必要があります．行動目標を設定する際には，できるだけ具体的な数値目標が適しています．あいまいな目標設定は苦手です．「そのうちに体重を少し減らしてください」ではなくて，「3ヵ月以内に体重を3％減らせるように取り組んでください」がよいです．承認するときは，具体的な事実を承認するようにします．たとえば，「血糖値は毎日きちんと記録されていますね．」のように．「すごいね！」のように感嘆符だと，「そんな一言で片づけられるほど簡単なことではないのに．私はからかわれているのだろうか？」と思われたりします．ご注意ください．

1) 相手のタイプの見分け方（表1）

クライアント（患者）全員に簡易型コミュニケーション・スタイル・インベントリーを実施してもらうとよいのですが，それは多忙な医療現場では実際的ではありません．対話中に相手を観察することによって，タイプを診断する場面はよくあります．そのときの方法について説明します．

a 話し方から「タイプ分け™」を推定する

コントローラーは，話す速度は速くて，話の長さは短いことが特徴です．重要なことだけをスピード感を持って話すので極めて無駄の少ない対話になります．

プロモーターは，話す速さは速いのですが，話の長さは長くなります．アイデアが豊富であるため，話があちこちへ飛んでしまうために散漫になりがちです

サポーターは，話す速度はゆっくりです．話の長さは長くなりがちです．その理由は，気を使うがあまりに前置き言葉を多用するからです．話の核心にたどりつくまでに時間を要します．

アナライザーも話す速度は遅い傾向にあります．また話も長くなりがちです．その理由は，時系列に沿って順番に正確に伝えようとするためです．

表1　4つのタイプの見分け方

タイプ	話し方	表情と姿勢	会話の内容
コントローラー	• 話す速度：速い • 話の長さ：短い	• 自信ありげ • 腕組み，足組み	• すぐに本題へ移る
プロモーター	• 話す速度：速い • 話の長さ：長い	• 笑顔で明るい • 身振り手振りが多い	• 話が飛ぶ
サポーター	• 話す速度：ゆっくり • 話の長さ：長い	• 優しそう • よく頷く	• 話を合わせてくれる
アナライザー	• 話す速度：ゆっくり • 話の長さ：長い	• 真面目そう • 身振り手振りはない	• 具体的で数値を用いる

b 表情や姿勢から,「タイプ分け™」を推定する

コントローラーは自信ありげで頼れる表情をしています.姿勢としては腕組み,足組みをすることが多いようです.

プロモーターは笑顔で明るい表情です.姿勢は身振り手振りが多くじっとしていることはありません.

サポーターは優しそうな表情です.姿勢としては,よく頷いてくれます.

アナライザーは,真面目そうな表情です.身振り手振りはほとんど見られません.表情も姿勢もあまり動かないのが特徴になります.

c 対話の際の反応から,「タイプ分け™」を推定する

医療者からの「今日はよい天気ですね.」という声掛けに,「**はい.そうですね.ところで今日の結果はどうでしたか?**」と本題にすぐ移ろうとする患者さんはコントローラーです.

一方,「**そうですね.本当によい天気で気持ちがいいですね.**」と合わせてくれる患者さんはサポーターでしょう.

医療者が,「今日の結果はどうだと思いますか?」と質問します.「**いやーっ! 最悪でしょう.あれこれ食べましたから〜.**」と答えが返るようならプロモーターですね.

「**雨が続いて運動量が明らかに減っています.HbA1c は 0.2 ％程度高くなっているのではないかと思います.**」とくればアナライザーと思われます.

「タイプ分け」は,相手を型にはめるのが目的ではありません.また,絶対的でもありません.2つ以上のタイプを持ち合わせた人もいます.また,時と場合によってコミュニケーション・スタイルが変化する場合もあります.そして,4つのタイプには優劣はありません.タイプ分けを意識することによって,相手の物事のとらえ方の特徴を知ることができ,効果的なアプローチ方法を取れるようになります.そして人間関係や仕事が円滑になり,苦手な相手であっても適切な対応ができるようになるのです.

2) 糖尿病患者における「タイプ分け™」

　佐世保中央病院に教育入院された2型糖尿病患者90例を4つの「タイプ分け」の観点から分析してみました．各タイプの比率では，アナライザーが最も多くて46.7％，2番目がプロモーターで23.3％，以下サポーター15.6％，そしてコントローラー14.4％でした．なぜアナライザーが多いのかは不明です．あえて推測してみるなら，佐世保中央病院の糖尿病センターは地域では専門性が高い施設として知られており，自ら受診を希望される患者も少なくはありません．そのような患者は正確に知りたい，根拠を知りたいという欲求を持っているのかもしれません．

　さて，4つのタイプの特徴を，血糖コントロール，細小血管合併症，感情的負担度，自己効力感尺度から検討してみました．

　コントローラーの患者では，著しい高血糖が多かったのですが，その割には感情的な負担は低く，自己効力感は高いことがわかりました．そこから，コントローラーは高血糖にはあまり関心を示さずに放置して，仕事に熱中している様子がうかがえました．一方でコントローラーは，自己効力感が高いので，いったんやる気に火がついたらとても熱心に治療に取り組まれる人が多かったようにも思います．

　アナライザーの患者には，著しい高血糖の患者は少なく，細小血管合併症も最も少ないという結果でした．やはり知識欲が高いことが影響していると思われます．

　プロモーターの患者にはあまり際立った特徴を認めませんでした．

　サポーターの患者は細小血管合併症が最も多く，感情的負担は高く，自己効力感は低いという結果でした．サポーターは自分のことを後回しにする傾向があって，それを続けるうちにストレスなどをため込むのかもしれません．サポーターはあまり自己主張をしないうえに協調性も高いので，医療者は安易な関わりをしてしまう傾向がありました．これからはサポーターに対しては小さな承認を重ねて，感情的な負担を軽減したり自己効力感を高めたりする必要がありそうです．

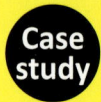

薬の飲み忘れが多い患者

45歳　男性　営業職　Cさん　HbA1c 7.3 %

- 明るい性格，HbA1cの変動がしばしばみられる

機能しなかった対話

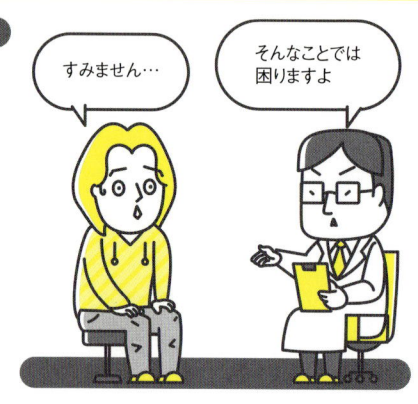

Dr「それでは，次回までの8週分，薬を処方しておきますね.」

Pt「あっ，あの….薬は4週分でいいです.まだ残りがあります.」

Dr「薬が残っているのですか?」

Pt「はい.」

Dr「Cさん.そんなことでは困りますよ.出された薬はきちんと飲まなければ十分な効果が得られませんよ.」

Pt「すみません.ついつい飲み忘れてしまうんです.」

Dr「そんなことを言っているようではいつまでたっても病状は改善しませんよ.今度だってきちんと服薬していたらもっと結果がよかったのかもしれません.自分の病気の治療ですよ.もっと真剣に取り組んでもらわなければ困ります.」

Pt「はい….これから気をつけます.」(また怒られた…)

↓効果的な対話

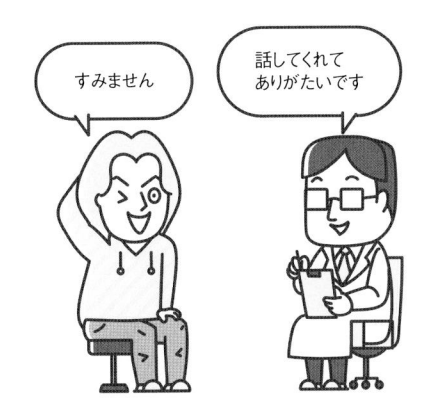

すみません

話してくれて
ありがたいです

Dr「それでは，次回までの8週分，薬を処方しておきますね.」

Pt「あっ，あの…．薬は4週分でいいです．まだ残りがあります.」

Dr「ああ，そうですか．家に薬が残っているのですね.」

Pt「すみません.」

Dr「いやいや，話してくれてありがたいです．私としてはCさんが薬はきちんと飲んでいるという想定で治療をしていたもので，本当のことがわかってよかったです.」

Pt「いやあ，ついつい忘れちゃうんですよね.」

Dr「ついつい忘れるのですね．たとえばどんなときに飲み忘れるのですか？」

Pt「そうですね．朝の分はほとんど忘れないのですが，昼と夕方は時々忘れますね．特に（酒を）飲みに行ったときとか．あと，営業で昼食が食べられなかったときもそうです．あとは，出張のときかな.」

Dr「じゃあ，もしも薬をきちんと服薬できたとすれば，検査結果はどうだったでしょうね？」

Pt「もっとよい結果だったと思います.」

Dr「そうですよね．ちょっともったいない気がしますね.」

Pt「気をつけます.」

Dr「Cさん，飲み忘れを減らすためにはどうしたらいいと思いますか？ いくつかアイデアを考えてみてください.」

Pt「そうですね．会社にも薬を置いておくとか，営業カバンにも入れておくとか．同僚や家族に声をかけてもらうとか．いろいろありますね.」

Dr「いいですねえ．どれも素晴らしいです．今の中で，最初に取り組むとしたらどれが一番いいですか？」

　タイプ分けからみると，プロモーターの患者が一番服薬を忘れがちでしたね[3]．一般的にプロモーターは明るくてよくしゃべる患者が多く，自由気ままな方です．薬が余ったことを叱責するのではなく，**もしすべて服薬していればもっとよい結果になったかもしれないとポジティブ志向で解釈**してあげましょう．そして，プロモーターはアイデアが豊富な人が多いので，**患者自身に問題解決のための選択肢を考えてもらいます**．たくさんのアイデアの中から，実現可能なプランや速効性のあるプランなどを整理しながら自己決定を促すのがよいでしょう．

　POINT　▶内服をうっかり忘れやすいのはプロモータータイプが多い．

コラム1 コンプライアンス，アドヒアランス，さて今は？ ：コンコーダンス（調和）

　健康のために患者が服薬をすることは当然のことであると考えられてきました．それをコンプライアンス（遵守）といいます．最近は，学会でもこの言葉を聴く機会は少なくなりました．現在ではコンプライアンスの代わりにアドヒアランスが使われることが増えてきました．アドヒアランスは，コンプライアンスと比較すると患者の積極的な参加を求める意味合いがあって従来よりも建設的です．しかしながら一方で，アドヒアランスには執着や支持の意味があり，医療者の考えを支持してもらうために患者に参加してほしいというニュアンスが残ります．すなわち，同意を前提とした「インフォームド・コンセント」の考えに合致するのがアドヒアランスです．
　真の患者中心の医療を構築するにあたっては，更に一歩踏み込んだ考え方が必要になります．つまり，**医療者の考えと患者の考えを同等の価値観とみなし，ひとりひとりの患者の希望に沿った治療を決定する手順**が求められるようになりました．このような概念を**コンコーダンス（調和）**と呼びます．コンコーダンスを実際に運用する際には，コーチングで用いられる考え方や方法が役に立ちます．患者の考えをよく傾聴し，必要な情報を提供し，「インフォームド・チョイス」を行います．糖尿病診療でもコンコーダンスの概念は徐々に広まることでしょう．
（Chatterjee JS. From compliance to concordance in diabetes. J Med Ethics **32**：507-510, 2006）

患者のやる気を引き出す技法〜行動療法とコーチング

1) 行動とは何か？

　糖尿病治療では，しばしば患者の行動変容が求められます．また，行動目標を設定することは診療や療養相談の中で日常的に行われています．このように行動を話題にすることが多いのですが，驚いたことに「行動とは何か？」を知らないままに行動を扱っている医療者がとても多いのです．ここで，行動分析学における行動の定義を見てみましょう[4]．

【死人テスト】
行動とは死人にはできないこと．死人でもできることは行動ではない．

　はじめてこれを知ったときは衝撃的でした．「殴られる」のような受け身，「静かにしている」などの状態，および「〜しない」は行動ではないのです．
　糖尿病治療の行動目標を決めるときに，従来は「食べ過ぎない」だとか「寝る前に間食をしない」などを採用していました．けれども，これらは「死人テスト」を通過しないので行動ではありません．だから，うまくいかなかった場合に患者を責めることはできないのです．目標設定の仕方に問題があったということになります．「食べ過ぎない」ではなくて，**「体重が60 kgを超えないように食事量を調節する」**とか**「1食あたり700 kcal未満にする」**など具体的であるほうがよいのです．「寝る前に間食をしない」ではなくて，**「寝る前に間食をしなかったら，手帳に〇をつける」**とすれば「死人テスト」を通過します．
　すでにお気づきの方もいるかもしれませんが，**「死人テスト」を通過する目標は，どれくらいできたのかが後から客観的に評価しやすいもの**になっています．

2) 行動変化ステージ（多理論統合モデル）

　人の行動は感情や心理から生まれ，自らや他人からの問いかけによって舵を切り，具体的な行動になります．

　　「おなかがすいたので何かを食べたい」（感情）⇒「何を食べようか？」（自分への質問）⇒「焼き魚定食にしよう」（行動）

といった具合です．当たり前ですが，おなかがすいていないときには焼き魚定食を食べるという行動は起こりません．空腹ではない場合には，食事への関心すらないことでしょう．つまり，行動には感情が変化するまでの時間という要素が影響することになります．

　Prochaska氏らは，多理論統合モデルというものを提唱しました[5]．これは，行動変化ステージとも呼ばれ，本邦の糖尿病領域では石井氏によって広められました[6]．行動変化ステージは5段階に分かれています．

● 前熟考期はまだ行動変化を考えていない段階です．

● 熟考期は心理的にどうするか迷っている段階であり，ここまでは目立った行動の変化はありません．

● 準備期は行動変容への決心がついた状態．以後，行動期，維持期と明確な行動変化が認められるようになります．

　行動変化ステージモデルのたいへん秀逸な点は，それぞれの変化ステージに対応する基本的なアプローチ方法が提唱されている点にあると思います．

　図4に糖尿病薬の服薬に関する行動変化ステージを示します．

a. 前熟考期

　関係性の構築に注力しながら，患者が糖尿病についてどのような感情を持っているのかを傾聴します．この時期にはアドバイスは避けて，一般的な情報提供のみを行い，その解釈は患者にしてもらいます．

b. 熟考期

　糖尿病治療への関心を持ちはじめたこと自体を評価します．このままでいたいという気持ちと，治療が必要かもしれないという気持ちのせめぎあいや矛盾について，患者にわかるように表現します．そして，治療を行った場合のメリットとデメリットについて十分に考慮してもらいます．

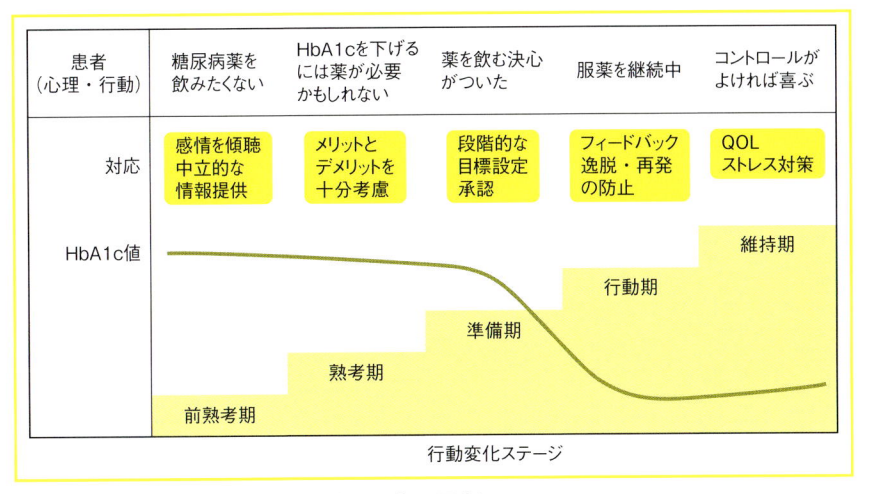

図4　行動変化ステージ　糖尿病薬の服薬に関連して
（石井均（編）：糖尿病ケアの知恵袋，医学書院，p91，2004を参考に筆者作成）

c. 準備期

　決心がついている状態なので，段階的にできることが増えていくように支援します．たとえば，処方した薬を服薬することができたとします．それを承認することで患者の自己効力感を高めていきます．血糖コントロールが改善すればさらに服薬行動は強化されます．

d. 行動期

　問題解決のための技術を訓練することと，フィードバックを繰り返すことによって成長を促し，逸脱や再発を防止できるように配慮します．たとえば，期待していたほど改善しなかった場合に，どうすればよいのかを患者と相談します．食事療法や運動療法を強化すべきなのか？ あるいは薬物療法を強化したほうがよいのか？ 医療者と患者が治療同盟に基づいて対策を立てていきます．受診ごとのフィードバックは必ずや患者の行動を後押しすることでしょう．

e. 維持期

　患者のQOLが維持できるように気をつけながら，種々のストレスを一緒に乗り越えていきます．

　行動変化ステージは，「**行動を変える準備ができていないのに，行動について話し合うのは逆効果である**」ということをわかりやすく示してくれています．

3) ゴール設定が重要です

　糖尿病治療の究極の目的は，健康な人と変わらない日常生活の質（QOL）の維持，および健康な人と変わらない寿命の確保であると言われています．糖尿病が悪化することによって，自分が理想に描いていた人生を大きく損ねてしまうことは本当に悲しいことです．**自分が健康でいることがなぜ大切なのか？どの程度重要なのか**を一度真剣に考えてもらいましょう．

　コーチングにおいて行動目標を設定することは大変重要です．目標（ゴール）を**ひとつずつクリアしながら，究極の目的へと近づいていくイメージ**です．目標設定は具体的であるほどよいと言われています．**ゴール設定が適切であればあるほど，コーチングの効果が高まる**ことが知られています．

　ここでは，「SMART目標設定」という方法を紹介します．SMARTとは以下の頭文字です．

> **S**：specific　　（具体的である）
> **M**：measurable　（測定できる）
> **A**：achievable　（達成できる）
> **R**：result based（結果に基づく）
> **T**：time oriented（時間を重視する）

例　肥満2型糖尿病の患者がダイエットをする

Specific

✗「**食事療法を頑張ります．**」：何をしようとしているのか具体的ではありません．

○「**体重が月1kg以上減るように食事量を調整します．**」：より具体的です．

Measurable

✖ 「食べる量を少なめにします.」:どれくらいが少なめなのか不明です.

〇 「1食あたり 500〜600 kcal にします.」:より具体的です.

Achievable

✖ 「できるだけ頑張ります.」:何をどのようにするつもりでしょうか?

〇 「食品のエネルギー表示を必ず確認します.」:より具体的です

Result based

✖ 「何とかなるでしょう.」:何が何とかなるのでしょうか?

〇 「ダイエットは HbA1c の低下など健康状態の改善につながります.」:その通りですね.

Time oriented

✖ 「近いうちに取り掛かろうと思います.」:いつでしょうか?

〇 「明日から開始します. そして, 次の受診までは確実に続けてみます.」:開始と評価の時間が明確になりました.

このように「SMART目標設定」を行えば,「死人テスト」を通過する行動目標になります.

目標は具体的でなければ, なかなか開始できません. また, どのようにして測定するのかを決めておかなければ評価の仕方が定まりません. ゴールは遠すぎず近すぎずという程度がよいでしょう. そしてゴールがもたらす結果はメリットを感じられるものであってほしいと思います.

最後に, 時間設定は大変重要です. たとえるなら, 締め切りのない仕事はいつまでも放置されやすいということです.

Case study 服薬や治療の中断を繰り返す患者

58歳　男性　会社員　Bさん　HbA1c 9.6％

- 53歳より糖尿病. 近医で3ヵ月ほど糖尿病薬による治療を受けたが自己中断.
- 57歳になって当院で治療を再開. HbA1cが7％を切った頃に再び中断.

機能しなかった対話

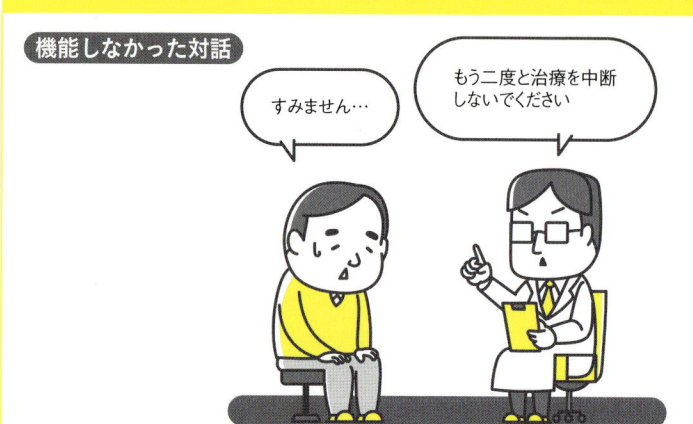

Dr「Bさん, 久しぶりの受診ですね. やはり治療を中断するとコントロールが悪化するようでして, 本日は9.6％まで上昇していました.」

Pt「すみません.」

Dr「体調は大丈夫なのですか?」

Pt「はい, 特に症状はないのですが.」

Dr「そうですか. ところでどうして治療を中断されたのですか?」

Pt「もうよくなったと思って…. 食事とか注意していたので大丈夫かと思っていたのですが….」

Dr「そうですか. 確かに前回のHbA1cは6.5％まで下がっていました. でも, 治療を止めていいなんて言っていませんよ. 糖尿病は完治しないんですよ. ご存じでしたか?」

Pt「はい…. 聞いたような気がします.」

Dr「もう二度と治療を中断しないでください. これはBさんのためを思って言っています.」

Pt「すみません….」（正論過ぎるので意気消沈）

↓効果的な対話

すみません

いえいえ．来てもらって本当によかったです

Dr 「今日はよく来院していただきました．Bさんの受診が途絶えていたので心配しておりました．やはり治療を中断するとコントロールが悪化するようで，本日は9.6％まで上昇していました．」

Pt 「すみません．」

Dr 「いえいえ，来てもらって本当によかったです．ところで受診していない期間はどうされていたのですか？」

Pt 「もうよくなったと思って…．食事とか注意していたので大丈夫かと思っていたのですが…．」

Dr 「ああ，Bさんは自分の糖尿病がよくなったと思って受診しなくなったのですね．Bさんは以前にも治療を中断したことがありますね．」

Pt 「はい．…すみませんでした．」

Dr 「いやいや，謝ることはありませんよ．以前中断したときもコントロールがよくなった後でしたか？」

Pt 「はい．よくなると油断しちゃって…．」

Dr 「なるほど．検査データがよくなったので安心されたのですね．前回のHbA1cも6.5％まで下がっていましたもんね．」

Pt 「はい．もう大丈夫だと思ったんです．」

Dr 「ちょっと衝撃的な内容かもしれませんが，Bさんは"糖尿病は完治しない"という情報はご存じでしたか？」

Pt 「はい．聞いたことはあります．」

Dr 「そうですか．ご存じだったのですね．」

Pt 「でも，数値がよくなると，ついつい安心しちゃうんです．」

> **Dr** 「なるほど．よくわかりました．ところで，Bさんにとって糖尿病治療の究極の目的は何ですか？」
>
> **Pt** 「究極の目的ですか？　えーっと，HbA1cを下げて合併症にならないことですかね．」
>
> **Dr** 「そうですね．それは大事ですよね．ちょっとこの図を見てもらっていいですか？（図5）．『健康な人と変わらない日常生活の質の維持』，『健康な人と変わらない寿命の確保』とありますよね．」
>
> **Pt** 「はい．」
>
> **Dr** 「つまり，HbA1c 7％未満というのは目的ではなくて，当面の目標なのです．本当のゴールはもっと先にあるので根気強く治療を継続してほしいのです．たとえば，もっと具体的には，健康を維持して旅行を楽しみたいとか，孫ともっと遊びたいとか言われる患者さんが多いように思います．」

　究極の目的は何なのでしょうか？　**検査値の改善はゴールではありません．目的を達成するための目標値**です．このようなことを**目的志向行動システム**といいます[7]．ところが，この目的志向行動システムが備わっている患者はまれです．そこで医療者は常にこのことを患者に発信していくことが大事なのです．

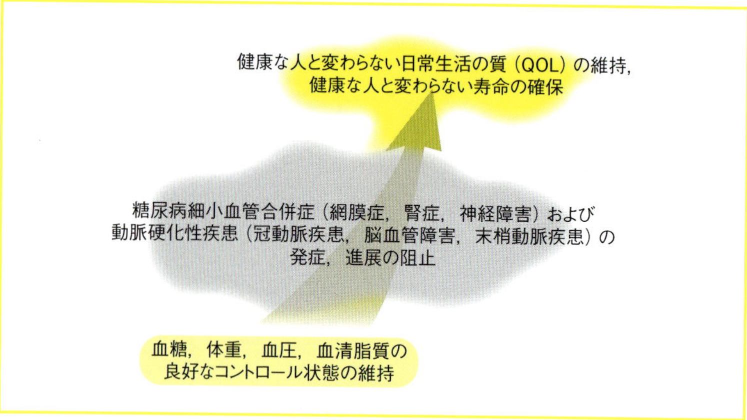

健康な人と変わらない日常生活の質（QOL）の維持，
健康な人と変わらない寿命の確保

糖尿病細小血管合併症（網膜症，腎症，神経障害）および
動脈硬化性疾患（冠動脈疾患，脳血管障害，末梢動脈疾患）の
発症，進展の阻止

血糖，体重，血圧，血清脂質の
良好なコントロール状態の維持

図5　糖尿病治療目標

（日本糖尿病学会（編・著）：糖尿病治療ガイド2018-2019，文光堂，p28，2018より許諾を得て転載）

手段と目標，目的とビジョンを明確にすることによって完治しない糖尿病の治療を患者に納得していただきたいものです．

> 🖐 **POINT** ▶ 検査値の改善は手段であって目的ではない．真の目的は健康寿命を健常人と同じレベルにすることである．

4）　患者の発言は否定しない

共感（Empathy）は，患者の心の中やその痛みを自らのものであるかのように理解することです．しかしながら，完全に患者自身になり代わるわけではないので自分自身を見失うことはありません．

それに対して，同情（Sympathy）は患者の心の中やその痛みを分かち合いますが，時に自分自身を見失うことがあります．同情が過剰になれば，患者のケアに対して影響を及ぼし，医療者の燃え尽きや疲弊につながることがあります．

a.　サマリーで確認しよう

共感的な傾聴のためには，患者の話を否定することなく傾聴して，その発言の真意を推測します．そして，それをサマリーという形で患者に返し，正しく理解できているかどうかを確かめます．もし正しいと患者に認めてもらえたなら，共感できたと判断してよいと思います．もしも，正しくないサマリーであった場合には，患者が修正してくれます（図6）．

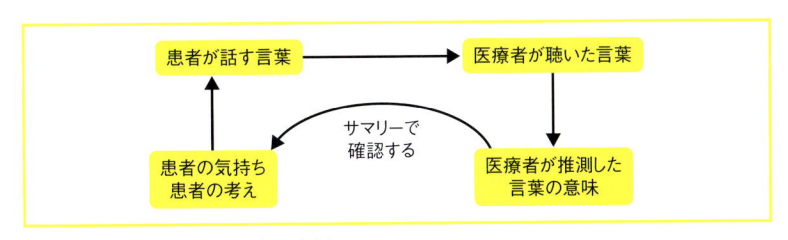

図6　共感的傾聴を実行する方法

b. ではどうするか？

　共感の程度を数値化することができる質問紙法であるJefferson Empathy Scaleを用いて，2型糖尿病患者の治療成績を比較したところ，共感度が高い主治医の患者は共感度が低い主治医の患者と比較してHbA1cもLDLコレステロールも有意にコントロールがよかったという結果が報告されています[8].

　共感的傾聴をするためには，**患者のどのような発言も決して否定することなく受容しなければなりません**．なぜならば，患者が発言するという行動を引き出したいからです．過去に医療者に叱られたことがある患者は，都合の悪いことは話そうとはせずに秘密にしてしまいます．そのような患者は，医療者を怒らせないようにと注意深くなっています．しかしながら，**医療者が患者の話を否定することなく受容的に傾聴することによって，患者に安心感が生じます**．

　この医療者には話しても大丈夫だ．もう少し話してみようかな．医療面接や療養相談の場が患者にとって安心な場所であることが認識されれば，関係性は著しく好転します．その結果，医療者と患者の間に治療同盟が結成され，ともに糖尿病に立ち向かうことができるようになります．

5） 患者のための質問のしかた

a. 多くの情報が得られる〜オープン型質問

　医療の現場では，患者に対していろいろな質問をします．そして，その大部分は診断や治療のための情報収集として行われています．たとえば「**ご家族に糖尿病の方はおられますか？**」，「**その症状はいつからですか？**」，といった具合です．これらの質問は医療者がきちんとした仕事をするうえで重要な情報になります．それに対して，**コーチングにおける質問はクライアントのための質問であることが特徴**です．コーチからの質問に答えるプロセスにおいて，クライアントは様々な気づきを得ます．このことをオートクラインといいます．

　コーチングの質問はオープン型質問の形をとる場合が多いです．

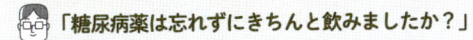

例 クローズ型質問

「糖尿病薬は忘れずにきちんと飲みましたか？」

「いいえ，時々飲み忘れがありました．」

例 オープン型質問

「糖尿病薬の服薬状況はどうでしたか？」

「はじめはきちんと飲んでいたのですが，今月の半ばから宴会続きでして，夕方の薬を忘れることが増えました．これからは，宴会も減るので大丈夫です．」

　このように，**クローズ型質問と比較してオープン型質問では明らかに情報量が増えます**．また，患者も答えながら宴会のときが問題であったという気づきを得ています．患者から上記の答えが返ってきたら，さらに対話を深めることができます．

　たとえば，「**宴会があっても薬を飲み忘れないためにはどのような工夫が必要ですか？**」とう質問を重ねることによって患者のアイデアを引き出すことができるでしょう．

b. 今後の行動変容につながる〜未来型質問

　振り返りを行うのが過去型質問です．先ほどの「服薬状況はどうでしたか？」は過去型質問です．過去型質問によってできていることと，できていないことを明確化して，その後の対策につなげることができます．過去型質問は，通常は医療面接や療養相談のはじめの頃に使います．

　面談が終わり際にきたら，未来型質問が有効です．未来はまだ来ていないので，患者さんは委縮することなく答えることができます．行動変容を期待する場合には，**面接の終わり際に未来型質問を行い，患者の答えを復唱するとよいでしょう**．

例

「次回の受診までに，どういう取り組みをしようと思っていますか？」
（面接終了前の未来型質問）

「はい．ウォーキングをいまは週2回行っているのですが，これを週3回に
しようと思います．」

「ウォーキングの回数を増やすのですね．わかりました．では，次回の受診
のときにどうだったかを教えてください．」（答えの復唱）

c.　患者と医療者が一緒に答えを探す～共創質問

確認質問とは，答えがすでに医療者側にあり，それを患者に確認する質問
です．「薬はきちんと飲みましたか？」，「眼科は受診しましたか？」といった
質問には，「それが当然だろう」という気持ちが背景にあって，質問という形
で確認をしています．つまり，どうすべきかを医療者は知っているのです．
これは広がりが小さい質問と言えます．

促進質問とは，どうすればよいかを患者に考えてもらう質問です．「薬の
飲み忘れを減らすためにはどうすればよいと思いますか？」といった質問に
なります．これは，患者の成長を促すよい質問だと思いますが，広がりは中
等度です．

共創質問とは，患者と医療者が答えを一緒に探す質問です．「あなたが糖
尿病とうまくつき合っていくために，私たちは何をすべきでしょうか？」と
いった質問になります．広がりが最も大きい質問と言えるでしょう．ここで
大切なのは「私たち(we)」という主語です．共創質問は患者と医療者とのよ
い関係性，すなわち治療同盟が成立した状態でこそ有効です．

バラク・オバマ元アメリカ大統領の“Yes, we can.”の主語も「私たち」で
した．それゆえに多くの支持が得られたのだろうと思います．

処方した薬を服薬しようとしない患者

65歳　男性　定年後　Dさん　HbA1c 7.5％

- 糖尿病と診断された後も服薬を希望していなかったが，HbA1cがなかなか7％未満に到達しなかった．前回もHbA1cは7.4％でありメトホルミン500 mgから開始した．

機能しなかった対話

> 慣れるまで飲み続けるなんて…嫌です

> 服用を続けるうちに自然と症状は治ることが多いようですよ

Dr「Dさん，今日のHbA1cは7.5％でした．前回から糖尿病薬のメトホルミンを開始したので少し下がることを期待したのですが….」

Pt「やっぱり下がらないですよね.」

Dr「予想されていたのですか？」

Pt「はい．ある程度は.」

Dr「よろしければ，少し詳しく教えていただけないでしょうか？」

Pt「実は，薬はほとんど飲んでいません.」

Dr「それはどうしてですか？」

Pt「服薬した翌日大便が緩くなって下痢気味になったので薬を飲むのを止めました．元々薬を飲むことにあまり気が進まなかったのですが，やっぱり私にはダメです.」

Dr「たった1回の下痢で止めてしまったのですか？」

Pt「薬を飲んでいないときには滅多に下痢はしません．なのに，薬を飲んだとたんに下痢です．きっと薬のせいだと思います.」

Dr「まあ，仮にそうだったとしても大部分の患者さんは服薬を続けるうちに自然と症状は治まることが多いようですよ．慣れてくるということだと思いますが.」

Pt 「慣れるまで飲み続けるなんて…．それは嫌です．」

Dr 「まあ，そう言わずに．たった1回の下痢で止めるなんてもったいないです．いい薬なのだから．」

Pt 「…．」(納得していない)

↓効果的な対話

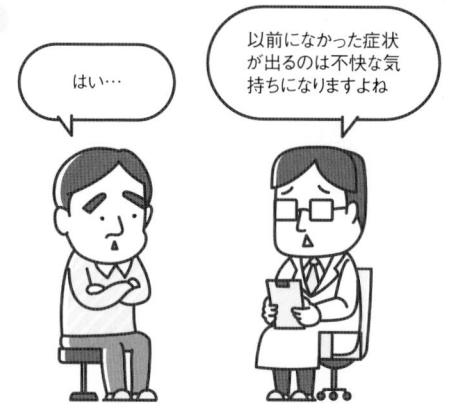

Dr 「Dさん，今日のHbA1cは7.5％でした．前回から糖尿病薬のメトホルミンを開始したので少し下がることを期待したのですが…．」

Pt 「やっぱり下がらないですよね．」

Dr 「予想されていたのですか？」

Pt 「はい．ある程度は．」

Dr 「よろしければ，少し詳しく教えていただけないでしょうか？」

Pt 「実は，薬はほとんど飲んでいません．」

Dr 「そうですか…．何か不都合なことがあったのですか？」

Pt 「服薬した翌日大便が緩くなって下痢気味になったので薬を飲むのを止めました．元々薬を飲むことにあまり気が進まなかったのですが，やっぱり私にはダメです．」

Dr 「そうですか…．しばらく飲み続けたら胃腸が慣れてくるという話もよく聞きますよ．」

Pt 「慣れるまで飲み続けるなんて…．それは嫌です．」

Dr 「そうですか．確かに薬を飲むことで以前にはなかった症状が出るのは不快な気持ちになりますよね．」

Pt 「はい．」

Dr 「胃腸への副作用が少ない薬もあるのですよ．1日1回とか，中には週1回とか服薬する薬なのですが，飲みやすいのと副作用が少ないことから最近では多くの糖尿病患者さんが服薬しています．」

Pt 「週1回の薬があるのですか？」

Dr 「はい．あります．」

Pt 「それって副作用は本当に少ないんですか？」

Dr 「他の種類の薬と比較すると少ないようですよ．」

Pt 「そうですね．でも，薬を使わない方法はないですか？」

Dr 「薬を使いたくない？」

Pt 「今回，薬を飲んだら下痢をしたので，やっぱり薬は身体によくないと思いました．薬を使わずに済むならと思いまして．」

Dr 「なるほど．薬を飲んで副作用が出るのが嫌なのですね．それでは，HbA1cが高いままであることに関してはどのようにお考えですか？」

Pt 「それは，もちろん下げたいですよ．」

Dr 「HbA1cは下げたいのですね．それでは，私からひとつ提案がありますがよろしいですか？」

Pt 「はい．どうぞ．」

Dr 「Dさんはこれから3ヵ月ほど，食事療法と運動療法を強化してみてください．HbA1cが改善すればそれが最も理想的です．しかしながら，努力が成果にそのまま結びつかなかった場合には週1回の薬を試してみるということでいかがでしょう？」

Pt 「よくならなければ薬ですか…」

Dr 「よくなれば薬は必要ありませんけどね．ただ高血糖の持続は身体によくないので，最も副作用が少ないタイプの薬を選びますよ．」

Pt 「さっきの週1回の薬のことですか？」

Dr 「そうですね．それは候補になる薬ですね．もちろん，生活習慣の見直しをした後のことになりますが．」

Pt 「はい．頑張ってみようと思います．」

　　薬を服薬しようとしない理由を聞くときには，相手の発言を否定することなく受け入れます．医療者が叱ると，患者は本当の話をしなくなってしまいます．そうなるとよい関係性(治療同盟)は築けません．質問は，できるだけオープン型質問を心がけます．

> **MEMO** DPP-4阻害薬には，週1回服薬するタイプのものがあります．はじめて糖尿病薬を服薬する患者さんには敷居が低くなるかもしれません．また，1剤でも薬を減らしたいと思う患者は少なからずいるようです．

> **POINT** ▶患者の本音を知るためには，まず安心できる場をつくることと，オープン型質問をしてじっくり考えを傾聴することが大切である．

Case study　医療費を気にする患者

67歳　女性　パート　Hさん　HbA1c 9.7％

- 息子と同居．息子は仕事がなくてアルバイト．家計はHさんの年金が主であって経済的に困窮している．過去に2回の治療中断歴あり．HbA1cはよいときには7％未満であるが，受診間隔が空くと上昇する．1ヵ月分処方して，2ヵ月後に受診されることがしばしばあり，薬は余りがあったと説明される場合があったとのこと．

機能しなかった対話

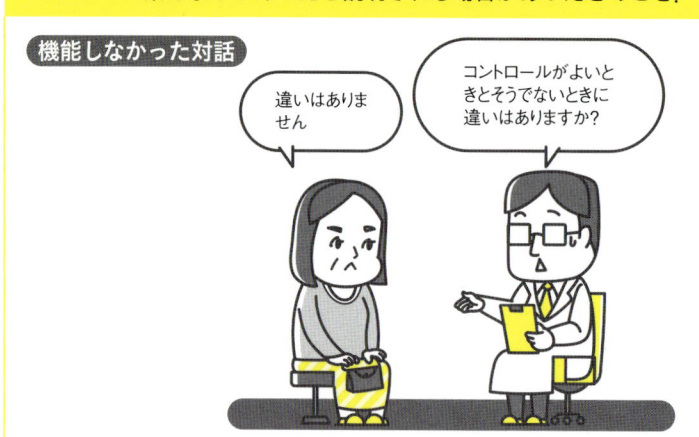

Dr「Hさんは，今までに糖尿病コントロールがよいときとそうでないときを繰り返してこられていますね．そこでお聞きしたいのですが，コントロールがよいときとそうでないときは，どのような違いがあるのですか？」

Pt　「違いはありません．普通です．何ともありません．」（表情が硬い，関わらないでくれ
という態度）

Dr　「そうですか．何ともないのですね．」（何だか面倒くさそうだからスルーしよう）

↓効果的な対話

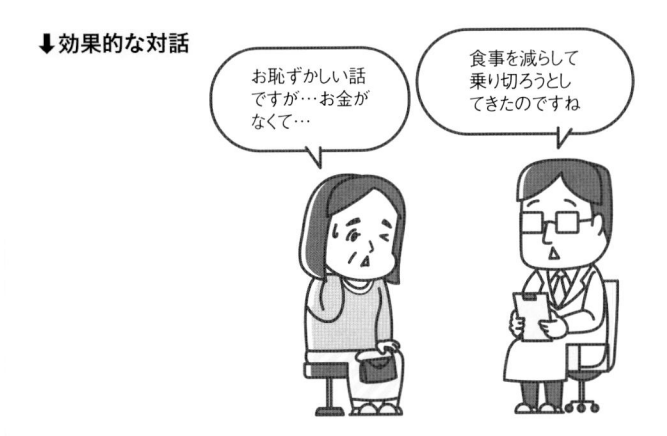

お恥ずかしい話
ですが…お金が
なくて…

食事を減らして
乗り切ろうとし
てきたのですね

Dr　「Hさんは，今までに糖尿病コントロールがうまくいっているときとそうでないときを
繰り返してこられていますね．そこでお聞きしたいのですが，コントロールがよいと
きとそうでないときは，どのような違いがあるのですか？」

Pt　「違いはありません．普通です．何ともありません．」（表情が硬い，関わらないでくれ
という態度）

Dr　「そうですか．生活に違いはないけれども，血糖値は大きく異なるのですね．どうして
でしょうかね．どんな小さなことでもいいのですが….」

Pt　「特に変わったことはありません．」

Dr　「これまでに時々診察予約をずいぶん過ぎてから受診されることがありましたよね．薬
の飲み忘れが時々あるのですか？」

Pt　「いいえ．きちんと飲んでいます．」

Dr　「どういうことでしょうか？　1ヵ月分の薬をもらって2ヵ月後まで残るということは，
飲み忘れていると考えるのが一般的と思うのですが….」

Pt　「食事が1食になったりすることがあるから，薬がなくなるまでに1ヵ月以上かかるこ
とがあります．」

Dr　「えっ，食事が1日1食のことがあるのですね．」

Pt　「そうです．」

Dr　「ああ，ちょっとわかってきました．忙しくて食事をする時間がとれないことがよくあ
るのですね．」

Pt　「いえ…．そうじゃなくて，お金がないから食事を減らしているのです．」

Dr　「ああ．経済的に苦しくなったら，食事の回数を減らして乗り切ろうとしてきたのですね．そして食事の回数が減るから薬もその分残る…．」

Pt　「そうです．お恥ずかしい話ですが…．」

Dr　「本当にお金がないときには，薬がなくなったことがわかっていても受診できなかったこともあったのでしょうか？」

Pt　「ありましたね．これは初めて話しますが…．収入は私の年金だけです．息子はアルバイトをしていますがほとんど稼ぎがありません．治療を続けろと言われますが，続けることができないこともあるのです．」

Dr　「そうでしたか．話しにくいことを話していただきましてありがとうございました．」

Pt　「…．」

Dr　「それでは，私から少し提案があるのですがこれからお話ししてもよいですか？」

Pt　「はい．どうぞ．」

Dr　「糖尿病薬の中には安くてよい薬がありますので，それらを優先的に使ってみるのはいかがでしょう．また，検査も項目を絞って行うと経済的です．糖尿病は完治しないので，治療を継続することが大事です．」

Pt　「なかなかお金のことが相談できずにいたのですが，今日は相談できてよかったです．気を遣っていただいてありがとうございます．今度はできるだけ頑張ってみます．」

　　オープン型質問と共感的傾聴を繰り返しながら患者の本当の問題点にたどり着くことができました．

　　エビデンスが十分なメトホルミンとSU薬の組み合わせなら薬価はかなり低く抑えることができます．Hさんは，ボグリボース0.6 mg，メトホルミン1,000 mg，ビルダグリプチン100 mgの3剤でしたが，メトホルミン1,500 mgとグリクラジド20 mgに変更して，HbA1cの改善を認めました．

　　このようにエビデンスと患者側の選考性を合わせて治療方針を決定することをShared decision makingといいます[9]．

> 🖐 **POINT**　▶治療薬を選択する場合に，患者の経済面にも配慮が必要な場合がある．ジェネリックやバイオシミラーにも関心を持とう．

コラム 2　薬を止めたいと言われたら？

　患者が薬を止めたい理由はいくつか考えられます．例えば，HbA1cなどの値が下がってきたのでもう大丈夫と自己判断される場合です．あるいは，何か困ることがある場合です．何らかの体調の変化があって，薬の副作用を疑っているのかもしれません．薬代が負担になっていることもあるでしょう．治療そのものが負担になって燃え尽きてしまう場合もあります．

　まず大切なことは，**薬を止めたいと思う理由を最後まで聴いてください**．話をしているうちに，患者自身が問題の本質に気づく場合があります．また，話を聴いてもらっただけで心が軽くなることもあります．問題の本質が明らかになったら，患者と医療者が協力して問題解決に取り組みます．

　糖尿病コントロールが改善した後に，糖尿病薬を継続することのメリットとデメリットについて意見を出し合いましょう．副作用の可能性について考えてみましょう．場合によっては休薬や他剤への変更が望ましいのかもしれません．経済的負担には，薬価が安い薬やジェネリック薬の使用が解決方法のひとつになるでしょう．

　患者の「薬を止めたい」という発言に，「止めてはいけません．」と反射的に応じてしまわないように気をつけてください．

6)　承認で自己効力感を育てる

a　何を承認すればよいのか

　コーチングにおいて承認はたいへん重要な概念です．承認は自己効力感を高めます．人は相手に受け入れられたいという欲求を持っています．自分を認めてほしいのです．そして，相手に認められてはじめて行動を起こせるのです．あるいは，認めてもらうために行動を起こすこともあります．

　承認には以下の4種類があります[10]．

①存在承認
②行動承認

③成果承認
④成長承認

①**存在承認**：相手の存在を認めていますよという意味の承認です．たとえば，挨拶をする，名前で呼ぶ，相手と目線を合わせる，などがそうです．
「〇〇さん，おはようございます．今日はどんな具合ですか？」
②**行動承認**：相手が行動したという事実を承認します．結果の成否には言及しません，結果がまだ出ていなくても承認できます．たとえば，「〇〇さんは，最近運動療法に力を入れはじめたのですね．」という具合です．「頑張ってね」は承認ではないのですが，「頑張って**る**ね」は行動承認です．あなたの努力を私はちゃんと見ていますよという力強いメッセージですね．たった一文字の違いですが，大きな違いです．行動承認には丁寧な観察が必要なのです．
③**成果承認**：ある行動の結果がよかった場合に用いる承認です．わかりやすく言うと，よい結果を出した人を褒めるような場合です．たとえば，「〇〇さんはついに HbA1c が目標値の 7％を切りましたね．」という具合です．これは，わかりやすいと思います．
④**成長承認**：相手の成長に気づいてその事実を伝えます．本人がまだはっきりとは気づいていなかった場合には，大きく自己効力感を高めます．たとえば，「あなたは血糖値を記録して，それを元に生活習慣を整えることができるようになりましたね．」という具合です．この成長承認は，やる気や自発性を大いに高め，人を結果重視型からプロセス志向型へ移行させる効果があると言われています．

b 承認の伝え方

承認の伝え方として，You メッセージと I メッセージが知られています．
You メッセージは事実を客観的に伝えるときに有効です．たとえば，「**あなたは目標の HbA1c 7％未満を達成しましたね．**」という具合です．You メッセージは事実を承認することを主眼としているので，その後に「すごいですね．」や「大したものだ．」という評価の言葉はつけないほうがよいと思われます．

Iメッセージは主観的な影響を伝えるときに使います．コーチングでは Iメッセージでの承認をしばしば用います．**「私は，あなたが運動療法に熱心に取り組んでいることをたいへん嬉しく思っています.」**という具合です．

両者の違いをもう少し見てみます．

糖尿病薬の服薬率を調べるために，残薬を数えてみたところ，服薬率がおよそ 50 ％であることがわかりました．

> **You メッセージ：「あなたは処方された薬を 50 ％程度服薬されていますね.」**
> **Iメッセージ： 「私は，あなたが処方された薬を 50 ％は服薬していることに希望を感じました.」**

どちらがよいかは相手によって異なることでしょう．しかしながら，ここで注目してほしいことは，**Iメッセージの場合，服薬率50 ％というちょっと残念な事実であっても，50 ％は服薬しているというポジティブなとらえ方をして言い換えることができる**ということです．

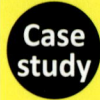

情報に踊らされやすい患者

Case study

62歳　男性　自営業　Jさん

• LDLコレステロール 158 mg/dL

機能しなかった対話

> すみません…

> 週刊誌やテレビの情報なんて信用できません

Dr　「Jさん，今回はLDLコレステロール，よくいう悪玉コレステロールですが，とても高くなっていました．前回が110 mg/dLで今回が158 mg/dLです．どうしたのでしょうかねえ．」

Pt　「実は，今回はコレステロールの薬を飲んでいません．」

Dr　「そうだったのですか．それで今回は悪玉コレステロールが高かったのですね．納得です．ところで，どうして薬を飲まなかったのですか？」

Pt　「あの…．ちょっと言いにくいのですが，週刊誌でコレステロールの薬を飲んではいけないって書いてあったので，しかも自分が飲んでいる薬と同じ名前だったので怖くなって飲むのを止めました．先生は，一体どうしてこんなに怖い薬を出すのですか？」

Dr　「馬鹿なことを言ってはいけません．週刊誌やテレビの情報なんて大部分が信用できませんよ．どれも大げさで話題になるように面白おかしく書いているだけのことです．だいたい主治医の私があなたの健康を損ねるようなことをするわけがありません．」

Pt　「すみません….」（勢いに驚いているが，納得はしていないと思われる）

↓効果的な対話

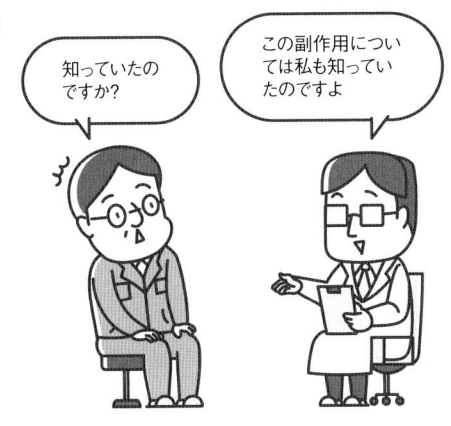

Dr 「Jさん，今回はLDLコレステロール，よくいう悪玉コレステロールですが，とても高くなっていました．前回が110 mg/dLで今回が158 mg/dLです．どうしたのでしょうかねえ．」

Pt 「実は，今回はコレステロールの薬を飲んでいません．」

Dr 「そうだったのですか．それで今回は悪玉コレステロールが高かったのですね．納得です．ところで，どうして薬を飲まなかったのですか？」

Pt 「あの…．ちょっと言いにくいのですが，週刊誌でコレステロールの薬を飲んではいけないって書いてあったので，しかも自分が飲んでいる薬と同じ名前だったので怖くなって飲むのを止めました．先生は，一体どうしてこんなに怖い薬を出すのですか？」

Dr 「そうですか．週刊誌に怖くなるようなことが書いてありましたか．ちなみにどんなことが書いてあったのですか？」

Pt 「今日はその週刊誌を持ってきています．」

Dr 「それはよかった．じゃあ，ちょっと見せてもらってよいですか？」

Pt 「どうぞ．」

（飲んではいけない薬の記事の中からコレステロール低下薬の部分を発見）

Dr 「なるほど．この記事を読んで怖くなったのですね．」

Pt 「そうなのです．」

Dr 「いやあ，正直に言ってくれてよかったです．黙っていられると私が混乱するところでした．Jさんは健康問題にかなり関心があるのですね．」

Pt 「相談するかどうか結構迷いました．先生が怒り出すんじゃないかって…．」

Dr 「大丈夫ですよ．ところで，この記事なのですがひどい副作用の可能性があると書いてありますよね．この副作用については，実は私も知っていたのですよ．」

> **Pt**「えっ，知っていたのですか？」
>
> **Dr**「はい．一応プロですし，患者さんに処方する薬の特徴はきちんと勉強しています．」
>
> **Pt**「それなら，どうして….」
>
> **Dr**「はい，これはとても重要なことですが，どの薬にも効能と副作用があります．つまり，薬を服用するメリットとデメリットは常に天秤にかけて判断するのです．Jさんの場合は，悪玉コレステロールが高いだけではなく，糖尿病があって喫煙もされていますよね．」
>
> **Pt**「はい．」
>
> **Dr**「Jさんは動脈硬化が進行しやすい条件をたくさん持っておられるのでコレステロール低下薬の必要性が高いと言えます．そしてその効果が十分に期待できます．副作用が出ていないことは血液検査や尿検査できちんと確認していますので，安心してよいと思いますよ．」

　しばしば医療に関連するセンセーショナルな記事が掲載された雑誌が流布して医療現場を混乱させます．**そのような情報に踊らされる患者は，健康に関心がある人ともいえるでしょう．したがって，その部分を承認します．そのうえで医療者側は，オープン型質問で不安の理由を問い，患者の疑問に答えていけば納得が得られる場合が多いことでしょう．**誤った情報を頭から否定してかかると患者との信頼関係が築けません．

> 🖐**POINT** ▶情報に踊らされやすい患者は健康への関心を持っている人ととらえよう．

7）「伝わる」情報を伝える

a　アドバイスと情報提供は違うのか？

　医療者はしばしば患者の健康を思って正当なアドバイスをします．しかし，アドバイスは伝え方によっては患者の抵抗感を引き出してしまいます．しかしながら，アドバイスを中立的な情報という形で示せば，患者が好意的

に受け入れる可能性が大きくなることが知られています.

例 HbA1c高値が続いている患者に対して

アドバイス：「こんな状況が続いたら，あなたは失明してしまいますよ.」
情報提供：「これまでの調査から，HbA1cが高い人は失明に至る確率が
　　　　　高いことが知られています.」

**情報提供のときには，できるだけ「あなたは」という言葉を使わないように
します.** 抵抗感を引き出さないためです. また，事実を伝える部分と，その
個人的な解釈とはできる限り区別するべきです. **事実を伝えた後に，患者が
どのように解釈したのかを質問すること**が望ましいと思います.

b 枕詞で許可をとる

　医療者側はきちんと説明したつもりであるのに，後になって患者やその家
族から「聞いていない」と言われることがあります. この手のトラブルは医療
業界ではしばしば耳にすることです. できれば，このようなトラブルは少し
でも減らしていきたいものです. そこで用いる方法が，**「枕詞で許可をとる」**
です. 重要な情報提供をする際に，**「そのことに関して，重要な情報がある
のですが，これから説明してもよいですか？」**と許可を取ります. そうする
と，患者も「重要なことであれば聞き逃さないようにしよう」と注意力が高ま
り，「聞いていない」が減ることでしょう.

　私たち医療者は，自分が何を説明したかに注意が向いてしまい，患者に何
が伝わったかに関しては少々楽観的にとらえてきたのかもしれません.
チェックリストなどを見ながら，あれもこれもすべて説明したので今日の仕
事は完璧だったと自己評価しがちです.

　繰り返しますが，患者は医学や医療に関してはまったくの素人です. 私個
人の体験になりますが，糖尿病性腎症の悪化と透析療法について説明してい
るときに，人体模型の腎臓を取り出しました. そして，深く考えることなく
「これは何だと思いますか？」と聞いたら，患者は「肝臓？ いや心臓？ まあ，
私は素人ですから.」という返事でした. 私は腎臓のことを知らない人に腎臓
の病気のことを説明していたのです. 患者の理解度にも留意しながら情報提
供することが大事だと学びました.

したがって，医療者が「伝えたこと」が「伝えたこと」ではありません．**患者に「伝わったこと」が「伝えたこと」になる**のだと認識を改めてほしいと思います．

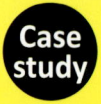

Case study 薬は体に悪そうだからと服薬を拒否する患者①

39歳　男性　会社員　Aさん　HbA1c 7.8％

- 糖尿病と診断されてから3ヵ月．生活習慣改善のために，食事療法と運動療法の指導を受けた．糖尿病薬はまだ処方されていない．

機能しなかった対話

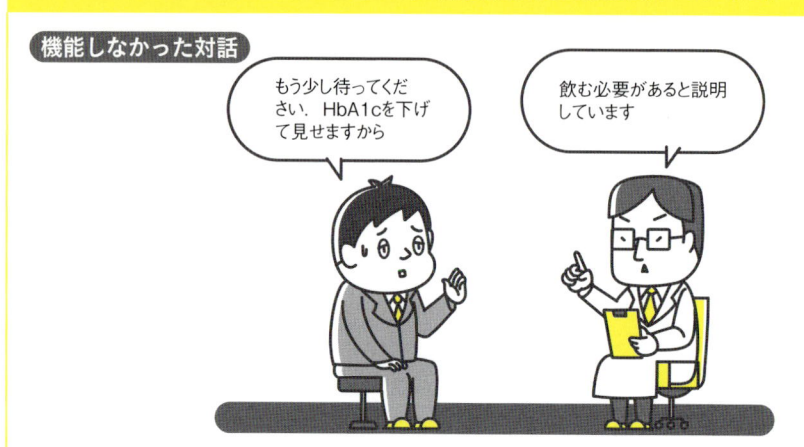

もう少し待ってください．HbA1cを下げて見せますから

飲む必要があると説明しています

Dr 「Aさんが糖尿病を患っていることがわかってから3ヵ月になりました．その間に食事療法や運動療法に取り組んでもらったのですが，HbA1cは当初の8.7％から7.8％までしか下がっていません．目標値は7％未満なので，糖尿病薬による治療を開始する必要があります．」

Pt 「あの〜．できれば薬は飲みたくないのですが….」

Dr 「あなたが飲みたいか飲みたくないかではなくて，飲む必要があると説明しています．」

Pt 「もう少し待っていただけませんか？　もっと頑張ってHbA1cを下げてみせますから．」

Dr 「一時的に無理をしてHbA1cが下がったとしても長続きはしませんよ．ここはもう薬を開始するほうがよいと思いますけどね．」

Pt 「先生の言うことはわかるのですが，もう少し様子を見てください．」

Dr 「まったく….どうなっても知りませんよ．」（あきらめ）

Pt 「大丈夫です．頑張ります．」（何とかやり過ごすことができた．）

↓効果的な対話

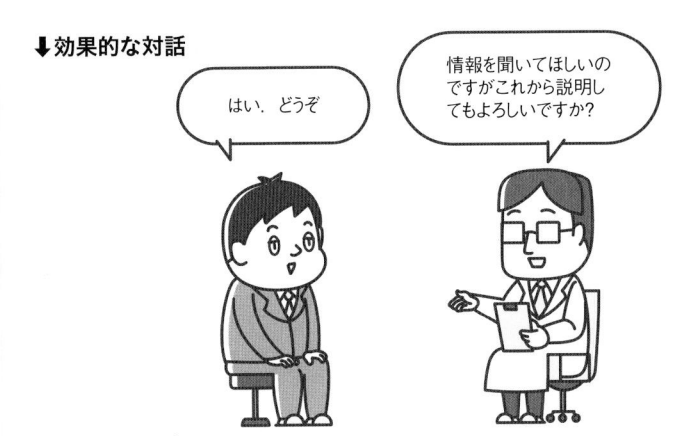

はい．どうぞ

情報を聞いてほしいのですがこれから説明してもよろしいですか？

Dr「Aさんが糖尿病を患っていることがわかってから3ヵ月になりました．その間に食事療法や運動療法に取り組んでもらったので，HbA1cは当初の8.7％から7.8％まで改善しました．これは素晴らしいことと思います．しかし，目標値は7％未満なので，糖尿病薬による治療を開始しようと思うのですがいかがでしょうか？」

Pt「あの〜．できれば薬は飲みたくないのですが…．」

Dr「薬を飲みたくないのですね．それはどうしてですか？」

Pt「薬が必要ということは僕の食事療法や運動療法がまだまだ足りないということですよね．それに，薬って体には異物でしょう？　体に悪そうです．」

Dr「なるほど．そう思われているのですね．自分はもっと頑張れると．そして薬は体に悪いのではないかと．」

Pt「そうなのです．」

Dr「それでは，その点についての情報を聞いてほしいのですがこれから説明してもよろしいですか？」

Pt「はい．どうぞ．」

Dr「実は，2型糖尿病の場合，膵臓がインスリンを分泌する能力は発病の時点ですでに半分程度まで低下しており，発症後は加齢とともに減り続けることが一般的であると言われています．つまり，懸命に食事療法と運動療法に取り組んでいても徐々に病状が進行してしまいます．そのため，はじめは食事と運動，そのあとは経口糖尿病薬を1種類，さらに糖尿病薬の併用，そしてインスリンという具合に時期に合わせて治療を強化していくことが推奨されています．」

Pt「僕はまだ糖尿病になって日が浅いので大丈夫ですよね．」

Dr 「確かに病歴は短いですね．だからいきなりインスリンということはないと思います．<u>ところで，糖尿病を治療する本来の目標が何であるかをご存じですか？</u>」

Pt 「血糖値をよくして合併症を予防することですよね．」

Dr 「ああ，それは本来の目標ではなくて手段なのですよ．<u>本来の目標は糖尿病のない人と同じくらいの健康寿命と生活の質を得ることなのです．</u>」

Pt 「…(言っていることがよくわからない)．」

Dr 「少しわかりにくかったですね．たとえば，人生においてやり遂げたいことがあったとします．そのとき，目が見えないとか足を切断しているとか透析療法をしていると，目標を達成することが人一倍難しくなります．これが生活の質の低下です．また，心筋梗塞や脳梗塞やがんで寿命が短くなると同様に目標達成のチャンスが奪われることになります．」

Pt 「それは，ちょっと怖いですね．僕はどうすればいいのですか？」

Dr 「有効な手段はいろいろあるのですが，糖尿病に関していえばHbA1cは7％未満を維持することが大事だと考えられています．」

Pt 「う～ん．何となくわかってきましたが，もう少し食事と運動で様子をみてもらえませんか？ 頑張りますので．」

Dr 「<u>なるほど，具体的にはどうしたいと思っておられるのですか？</u>」

Pt 「そうですね．夕食で食べ過ぎることがあるので，夕食の量に気をつけます．そして，運動も増やしてみようと思います．」

Dr 「わかりました．ではAさんのご希望通り様子を見てみようと思います．通常，生活習慣を見直すと3ヵ月で効果が出現しますので，3ヵ月たってもHbA1cが7％以上で続いているようでしたら，糖尿病薬についてももう一度相談しましょう．」

　　糖尿病の薬物療法に関して前熟考期のAさんの考えを否定することなく受容的に傾聴しました．同時にAさんに対して，中立的な情報提供を行いました．**情報提供は一般論であって，Aさんへの個人的なアドバイスではないということが重要です**．

🔈 **POINT** ▶情報提供は中立的に行い，アドバイスにならないように注意する．

高齢で独居の患者

71歳　男性　独居　Iさん　HbA1c 10.2％

- 55歳頃より糖尿病を指摘されて近医で治療を開始．経口糖尿病薬のみではコントロール不良で当院を紹介されて，基礎インスリンの併用を開始．
- 独居で年金暮らし．増殖網膜症で視力低下，神経障害で知覚鈍麻あり．食生活は不規則．運動は合併症があって億劫に思われている．
- メトホルミン，DPP-4阻害薬，SGLT2阻害薬と基礎インスリンで治療中．他に降圧薬，スタチン，アスピリンなど合計7種類を服用中．薬の飲み忘れもしばしばである．

機能しなかった対話

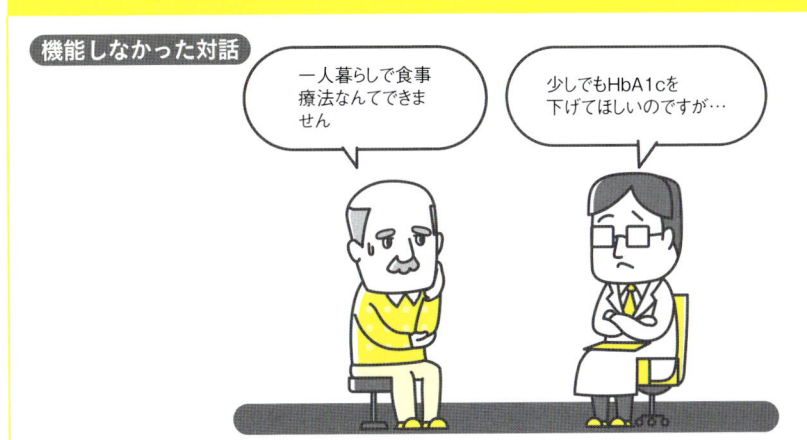

Dr「Iさん，なかなか糖尿病のコントロールがうまくいきませんね．体調は大丈夫ですか？」

Pt「特に具合が悪いということはないですね．」

Dr「ああ，それはよかったです．ところで高いHbA1cが続いているとやっぱり心配になります．少しでも（HbA1cを）下げてほしいのですが…．どうしたらいいのでしょうね．」

Pt「そうですねえ．なかなかうまくいきませんね．何しろ一人暮らしで食事療法なんてできやしません．」

Dr「そうですか．それもそうですよね…．」（問題点を具体的にしようとしていない．）

↓効果的な対話

そういえば知り合いに訪問介護を利用している人がいます

そうか. 介護保険を使う方法もありますね

Dr 「Iさん，なかなか糖尿病のコントロールがうまくいきませんね．体調は大丈夫ですか？」

Pt 「特に具合が悪いということはないですね.」

Dr 「ああ，それはよかったです．ところで高いHbA1cが続いているとやっぱり心配になります．少しでも（HbA1cを）下げてほしいのですが….どうしたらいいのでしょうね.」

Pt 「そうですねえ．なかなかうまくいきませんね．何しろ一人暮らしで食事療法なんてできやしません.」

Dr 「食事療法がうまくいっていないですか….具体的にはどんな感じですか？」

Pt 「面倒くさいやらお金がないやらで，食事がうまくいきません．パンとか麺とか安いときにたくさん買っておいてしのいでいます.」

Dr 「野菜は？」

Pt 「野菜はですね．値段が高いのですよ．それにあまり好きなほうでもないです.」

Dr 「Iさんは自分で調理ができるんでしたっけ？」

Pt 「切って炒めるとか煮るとか…簡単なものしかできません.」

Dr 「そうですか．なかなか大変ですね．野菜が少なくて炭水化物中心なら糖尿病にはあまり望ましくはないですよね.」

Pt 「わかってはいるのですけどね．なかなか…」

Dr 「そうですよね．Iさんの食生活の改善に協力してくれる人などはどうでしょうか？」

Pt 「子どもはいるのですが遠くに住んでいるし，交流もあまりありません.」

Dr 「何かよい方法がないですかねえ．知り合いの人とかどうですか？」

Pt　「ああ，そういえば知り合いに訪問介護の人から食事を準備してもらっている人がいます.」

Dr　「ああ，そうか. 介護保険を使う方法もありますね. ところで，Iさんは介護保険の申請は終わっていますかね?」

Pt　「いや，まだ申請していません.」

Dr　「それでは，ソーシャルワーカーと後で会ってもらえますか? Iさんの治療に役に立つ方法が見つかるかもしれませんので.」

Pt　「いいですよ.」

Dr　「ありがとうございます. では，その点は進めていきましょう.」

Pt　「はい.」

Dr　「では，もうひとつの問題について少しお話ししたいのですが.」

Pt　「何ですか?」

Dr　「糖尿病薬のことです. Iさんはしばしば薬が余ってしまいますよね.」

Pt　「そうそう. 今日も10日分以上残りがあります. ちゃんと飲んでいるつもりなのですが種類が多いもので飲んだかどうかわからなくなるときもあります. それに，目が悪いものだからポロッとこぼすともうだめです.」

Dr　「なるほどね. 種類が多くてわからなくなるのですね.」

Pt　「できるだけきちんと飲むようにします.」

Dr　「はい，わかりました. ところでIさん，配合薬って聞いたことがありますか?」

Pt　「いいえ，聞いたことがないです.」

Dr　「2種類の薬をくっつけて1つにした薬のことを配合薬といいます. Iさんの場合は2種類の糖尿病薬を1つにした合剤と，血圧とコレステロールの薬を1つにした配合薬を利用できます. そうすると今の7種類から5種類へ減らすことができます. いかがでしょうか?」

Pt　「薬が減るのは嬉しいですね. でも，コントロールが悪いのに減らしても大丈夫なのですか?」

Dr　「薬の成分は従来と同じです. ただ，薬の数が減るので飲み忘れが少なくなることでしょう. また少しだけですが薬代も安くなります.」

Pt　「それはいいですね.」

　　　高齢で独居の糖尿病患者が増えています. ADLが低下した高齢者が生活し，治療も継続することはなかなかたいへんなことでしょう. 近所に家族がいれば力になってもらえるかもしれません. そうでないときは，介護保険か

らの公的なサービス利用を考えてみるのもよいと思います.

　高齢になればいろいろな疾患を併発することも増え，ガイドラインに沿った治療を行っていると自然にポリファーマシー状態になりがちです[11].　中止できる薬があればよいのですが，それが難しいこともあります.　配合薬の使用が可能であれば，服薬アドヒアランスの上昇，薬剤費の節約という効果が期待できます.

> 👆 **POINT**
> ▶高齢者では家族や訪問介護など治療を補助してくれる人材を探すことが重要である.
> ▶配合薬の利用はポリファーマシー対策として有用である.

コラム3　ポリファーマシーを考える

　6剤以上の薬を服薬していると薬物有害事象が増え，5剤以上の薬を服薬していると転倒の発生頻度が高いと報告されています．ポリファーマシーの問題は高齢者の増加と関連しています（秋下雅弘．高齢者のポリファーマシー，南山堂，2016）．

　さて，糖尿病薬も多剤併用となることが多いようです．しかしながら，治療を強化する際に注射薬を利用できれば減薬できる場合がしばしばあります．

Case 81歳　女性　HbA1c 9.2％　eGFR 48 mL/min/1.73 m^2

入院前の処方

　① グリメピリド（アマリール®）1 mg　1回2錠　1x朝食後
　② ボグリボース（ベイスン®）0.2 mg　1回1錠　3x毎食直前
　③ シタグリプチン（ジャヌビア®）50 mg　1回1錠　1x朝食後
　④ アトルバスタチン（リピトール®）10 mg　1回1錠　1x夕食後
　⑤ アムロジピン（アムロジン®）5 mg　1回1錠　1x朝食後
　⑥ アジルサルタン（アジルバ®）20 mg　1回1錠　1x朝食後
　⑦ アスピリン（バイアスピリン®）100 mg　1回1錠　1x朝食後
　⑧ ランソプラゾール（タケプロン®）15 mg　1回1錠　1x朝食後

↓

入院後
同居する家族が，自宅での自己注射を手伝ってもらえることになりました．
〈注射〉
　デュラグルチド（トルリシティ®）0.75 mg　週1回皮下注射
　インスリングラルギン（ランタス®）12単位　朝1回
〈内服〉
　① アトルバスタチン（リピトール®）10 mg　1錠　1x朝食後
　② アムロジピン/アジルサルタン配合薬（ザクラス®HD）1錠　1x朝食後
　③ アスピリン/ランソプラゾール配合薬（タケルダ®）1錠　1x朝食後

　糖尿病薬を注射にしたことで服薬数が大きく減少しました．また，夕方に服薬していたアトルバスタチンを朝に服薬します．配合薬の利用で服薬は更に単純化されました．

コラム4 配合薬は福音？

　2018年11月時点において本邦で使用できる配合薬は以下の10種類です．①ピオグリタゾン/メトホルミン配合薬（メタクト®），②ピオグリタゾン/グリメピリド配合薬（ソニアス®），③ピオグリタゾン/アログリプチン配合薬（リオベル®），④ミチグリニド/ボグリボース配合薬（グルベス®），⑤ビルダグリプチン/メトホルミン配合薬（エクメット®），⑥アログリプチン/メトホルミン配合薬（イニシンク®），⑦アナグリプチン/メトホルミン配合薬（メトアナ®），⑧テネリグリプチン/カナグリフロジン配合薬（カナリア®），⑨シタグリプチン/イプラグリフロジン配合薬（スージャヌ®），⑩エンパグリフロジン/リナグリプチン配合薬（トラディアンス®）．

　Krapekらの報告では，糖尿病薬の服薬アドヒアランスが高い患者ほどHbA1c値が良好であることを報告しています（Ann Pharmacother 38; 1357-62, 2004）．

　配合薬は服薬する薬の錠剤数を減らすことができるので服薬アドヒアランスを高めて，糖尿病コントロールの改善に貢献できます．また，配合薬は価格的に低く抑えられていることもメリットです．例えばシタグリプチン（ジャヌビア®）50 mgが129.5円，イプラグリフロジン（スーグラ®）50 mgが200.2円，両者の配合薬（スージャヌ®）は263.8円といった具合です．加えて，薬の錠剤数が増えること自体に心理的な抵抗を示す患者もいます．そのような患者に対して錠剤数を増やすことなく治療を強化できる点も配合薬のメリットでしょう．

　一方，デメリットとしては医師が糖尿病薬の用量を細かく調整したいときに，配合薬は不便です．また，造影剤検査などでメトホルミンのみを休薬したいときに配合薬のもう一つの成分も休薬になってしまいます．このように微調整の際に手間がかかります．配合薬の服薬によって有害事象が生じた場合，原因薬剤の推定が難しくなる点も問題でしょう．患者の生活スタイルや希望によっては福音となるのかもしれません．

8)　反対の気持ちと賛成の気持ちを聞き出す

a　患者に再考を促す対話法

　経口糖尿病薬を複数使用してもコントロールがうまくいかない状況が続けば，患者は医師からインスリン治療を勧められることが多くあります．

　そのとき，患者は，「インスリン治療が必要なのかもしれない」という気持ちと，「インスリン治療は絶対に嫌だ」という気持ちの間で揺れ動きます．そして多くの場合，冷静な判断よりも嫌悪的感情のほうが上回って，「インスリン治療はやりたくありません．」ということになります．この場合の，インスリン治療という提案に対しての「No」は感情的であり反射的です．医学的にみてインスリン治療の必要性が高いと医療者が判断した場合には，患者に再考を促す必要があります．このような場合に賛成と反対の気持ちを聞いて整理します．

b　両者のメリットの聞き出しかた

　現状維持のメリットと行動を変える（インスリン治療）メリットを聞き出すのですが，その際に両者を対等に扱う必要はありません．現状維持のメリットに関しては表層的な追従だけにとどめます（**水平探索**）．具体的には現状維持に賛成な要素を，感情や価値観まで掘り下げずに，「**他には？**」で次々に聞き出します．

　その後に行動変容のメリットを聞き出すのですが，今度はその要素を掘り下げます（**垂直探索**）．たとえば，インスリン治療のメリットとして「HbA1cが下がる」という発言が出た場合に，「他には」で話題が変わることを避け，「**HbA1cの低下にはどんな価値がありますか？**」のようにして価値観の明確化を図ります．複数の話題が話されたときは，最後の話題が印象に残りやすいことが知られています．そのことを利用して，相手にサマリーを返す際に**水平探索の話題⇒垂直探索の話題**という順番にします．そうすると，インスリン治療のメリットが強調されたサマリーになります．また，現状維持（インスリン治療をしない）も話題には含まれているために不公平感を持たれることもありません．これは，服薬・食事・手術など，賛成の気持ちと反対の

気持ちの両方を患者が持っているときに有効な方法です[12].

　また，行動変容のデメリットについては「**他には？**」で水平的に浅く追随し，行動変容のメリットについては「**どういう意味？**」で垂直的に深く探索します．その後に対話の要素を順番通りにサマリーで返すパターンを身につけるとよいでしょう．

　このような対話をしても，患者の答えはやっぱり「No」で変わらないことはよくあります．しかしながら，はじめは感情的な「No」であったものが，十分検討しての「No」へと質が変わります．そして，しばらく時間がたったときに患者側から「**やっぱりインスリン治療を受けようと思います.**」と言われたことも幾度かあります．冷静に考える機会を与える対話法でもあります．

Case study 薬は体に悪そうだからと服薬を拒否する患者② （p68，①のその後）

39歳　男性　会社員　Aさん　HbA1c 7.8%

● 3ヵ月後　HbA1c　7.5%

↓効果的な対話

多分，HbA1cが下がるのですよね

糖尿病薬を飲むことでよくなる点はなんだと思いますか？

Dr「この3ヵ月でHbA1cが7.8%から7.5%へと改善しました.」

Pt「もっと下がることを期待していたのですが，なかなか下がらないものですね.」

Dr「糖尿病薬の件はどのように考えておられますか？」

Pt「糖尿病薬にはちょっと抵抗がありますね.あまり気が進まないです.」

Dr「薬には抵抗があるのですね.よろしければその理由を教えてくれませんか？」

Pt 「薬は飲み続けなければいけないのですよね．何だか体に悪そうで．」

Dr 「なるほど．他にはどうですか？」

Pt 「面倒くさそうですよね．飲み忘れたりしそうで．」

Dr 「他には？」

Pt 「副作用とか，低血糖とかも気になりますね．」

Dr 「他には？」

Pt 「…まあ，そんなところです．」

Dr 「それでは糖尿病薬を飲むことでよくなる点は何だと思いますか？」

Pt 「そうですね．多分HbA1cが下がるのですよね．」

Dr 「そうするとどうなりますか？」

Pt 「合併症が起こりにくくなりますよね．」

Dr 「そのことは，Aさんの人生にどのような意味を持ちますか？」

Pt 「それはやっぱり安心ですよね．仕事が続けられて，家族にも迷惑をかけないで済みます．」

Dr 「なるほど．では今の話を少しまとめてみますね．Aさんは薬が体に悪いかもしれない，副作用が心配，そして毎日飲むのが面倒くさいと思われているのですね．そして一方で，糖尿病薬を飲むメリットとしてはHbA1cが改善し，合併症の心配がなくなること．ひいては仕事にもご家族にもよい影響があるということですね．」

　　服薬のデメリットとメリットを並べて比較しました．デメリットに関しては「他には？」で広く浅く聴きました（水平探索）[12]．メリットに関してはHbA1cが下がることの人生における意味まで掘り下げました（垂直探索）[12]．

　　このように質問の順番を，デメリット⇒メリットとしたことで服薬をする方向へ気持ちが動きます．この流れは，動機づけ面接法でしばしば用いられます[12]．

🖝 POINT　▶サマリーの順番は，デメリット⇒メリットの順番が望ましい．

9) 重要度を高め自信をつける

a 行動変容に必要な準備

　糖尿病治療において行動変容が大切であることは誰もが認めることでしょう．では，患者が行動を始めるためには何が必要なのでしょうか？ 行動への準備状態は**重要度（なぜ自分は変わらなければならないのか？）**と，**自信（できるという気持ち）の両方がそろってできあがる**と言われています．

b 重要度と自信度を高めるコツ

　重要度を高めるためには，行動変容に「どれだけの価値があるのか？」，「どんな利益があるのか？」，「何を犠牲にしなければならないのか？」，「本当にそれを望んでいるのか？」などを検討します．

　自信度を高めるためには，「**過去において何かうまくいったことをお話しください**」のような成功体験を聞き出し，「**それがうまくいったのはなぜですか？**」や「**そのときはどんな行動をとったのですか？**」などを問うことによって自信が形成されていきます．同様に「**もし変わるとしたら，多少でも助けになるようなことは？**」という質問であれば，「○○があれば何とかなるかもしれません」につながるかもしれません．

　一般論として，**重要度については未来についての話，自信度については過去の成功話が有効**と思われます．

c さて実際に…

　佐世保中央病院で31例の2型糖尿病患者を対象に重要度と自信度に関する調査を行いました[13]．いずれも血糖コントロールが不十分な患者です．HbA1cを2ヵ月間で改善させることの重要度と自信度をそれぞれ10点満点で評価してもらいました．

　その結果，重要度は平均7.5±1.7点で，自信度は平均6.0±1.1点でした．重要度のほうが自信度よりも高いという結果でした．HbA1cを低下させるために，患者は食事療法や運動療法の強化に取り組むのですが，実際に行動

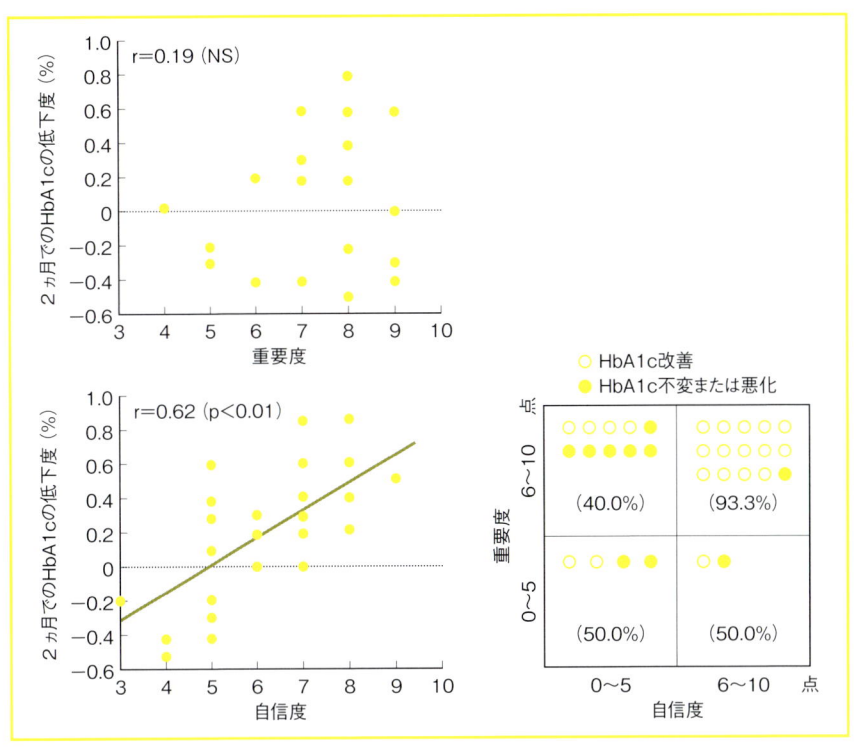

図7 糖尿病コントロールの改善と，重要度・自信度
（松本一成ほか：Prog Med **33**：363-367, 2013より引用）

が変わった患者は，行動を起こせなかった患者と比較すると，重要度には違いがなく（7.6±2.0点 vs. 7.3±1.4点，NS），一方で自信度には有意差を認めました（6.5±1.3点 vs. 5.3±1.3点，p＜0.05）．重要度とHbA1cの改善には有意な相関関係を認めませんでしたが，自信度が高いほどHbA1cが改善するという有意な相関関係を認めました．重要度も自信度も高い患者ではHbA1cの改善者が多いこともわかりました（図7）．

　多くの患者は行動変容への準備ができていません．糖尿病治療のために患者が行動するのは当然であるという医療者の思い込みは危険なのかもしれません．重要度と自信度について十分に検討して，前述の行動変化ステージ（p.44）と照らし合わせながら患者の準備状態に配慮した支援をしていきたいものです．

Case study 行動変容を引き出すためにSGLT2阻害薬が処方された患者

54歳　男性　会社員　Eさん　HbA1c 9.8％

- 糖尿病歴は10年．肥満症，高血圧症，脂質異常症を合併．メトホルミンとDPP-4阻害薬を服用中．

機能しなかった対話

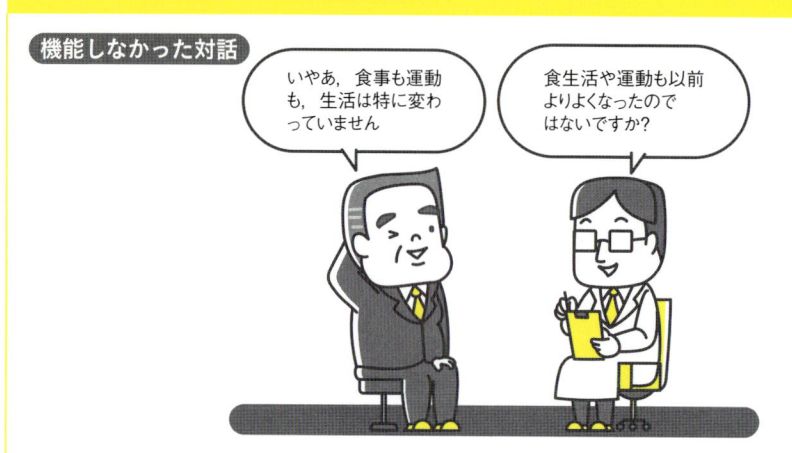

Dr「今度，新たに服薬する糖尿病の薬は，効果の出現が早いのが特徴です．また，心臓や腎臓や血管を保護して，死亡率を減らす効果もありそうです．評判がいい薬なので試してみてください．」

Pt「はい，いいですよ．」

（6週後の受診．HbA1cは9.8⇒9.3％，体重は71.7⇒70.9 kg．）

Dr「HbA1cも下がって体重も減りましたね．薬がよく効いているようですよ．」

Pt「よかった．それにしてもよく効く薬ですね．」

Dr「そうなのです．喜ばれる患者さんも多いのですよ．ところでEさんは食生活や運動も以前よりよくなったのではないですか？」

Pt「いやあ，それならよいのですが，食事も運動も，生活は特に変わっていません．」

（SGLT2阻害薬は効いたけれど，生活習慣の変化はなし）

↓効果的な対話

食事では野菜を多くして，運動ではウォーキングかな

食事で一つ，運動で一つ．具体的な行動目標を決めたいと思います

Dr 「今度，新たに服薬する糖尿病の薬は，効果の出現が早いのが特徴です．また，心臓や腎臓や血管を保護して，死亡率を減らす効果もありそうです．この薬は，食事療法や運動療法に取り組むとさらに有効性が高くなります．そこで，少しEさんのお話を伺いたいのですがよろしいですか？」

Pt 「はい，いいですよ.」

Dr 「これまでEさんが体験された過去の経験の中で，成功体験といえるものをどんなことでもよいので教えてください.」

Pt 「え～，成功体験ですか？ …う～ん．あの，学生時代のこととかでもよいですか？」

Dr 「はい，もちろんいいですよ．学生時代のどんなことですか？」

Pt 「実は高校，大学のときにバドミントンをやっていました．そして，そこそこの成績を残したんですよ.」

Dr 「そうですか．バドミントンの選手だったのですね．そして，そこそこの成績…インターハイとかインカレですか？」

Pt 「はい，昔の話ですけどね.」

Dr 「そうですか．それはすごいですね．さて，Eさんがバドミントンでよい成績を残せたのはどうしてだと思われますか？」

Pt 「そうですねえ…．楽しかったですね．頑張れば結果もついてきていたし.」

Dr 「なるほど．楽しむことと，頑張ることで成果が出ることですね．素晴らしいです.」

Pt 「ありがとうございます.」

Dr 「さて，これから食事と運動について，具体的な行動の目標を一つずつ決めたいと思います．できるだけ，実行できそうな内容がいいです．食事で一つ，運動で一つ．いかがでしょうか？」

Pt　「そうですね．食事では野菜を多くして野菜から食べることにします．運動ではウォーキングかな．」

Dr　「いいですねえ．野菜のことを実行する自信は10点満点で何点ぐらいですか？」

Pt　「そうですねえ…．3点くらいですですかね．」

Dr　「なるほど．3点ですね．では3点を4点とか5点にするためにはどんな工夫をすればよいでしょうか？」

Pt　「どうすれば…．ああ，そうだ．妻に協力してもらえばいいですよね．」

Dr　「いいですね．奥さんにお願いして野菜料理を増やすのですね．では，ウォーキングの自信は10点満点でどれくらいですか？」

Pt　「これもやっぱり3点ぐらいですかね．」

Dr　「ウォーキングに関してはどんな工夫をされますか？」

Pt　「家の周りがちょうどいいウォーキングコースなんですよ．家に帰ったらすぐに歩いてみようと思います．」

Dr　「ありがとうございました．それでは，食事療法では野菜を多くする．運動療法では家の周りのウォーキングですね．次回，受診のときにどれくらいできたかについて教えてください．バドミントンを頑張っていたときの体験を思い出しながら取り組んでみてください．他に確認したいことなどはいかがでしょう？」

Pt　「大丈夫です，頑張ってみます．」

（6週後の受診．HbA1cは9.8⇒9.1％，体重は71.7⇒70.2 kg．）

Dr　「早くも効果が現れているようですね．HbA1cも体重も改善しています．食事と運動の目標はどうでしたか？」

Pt　「はい，野菜に関してはできています．妻にも協力してもらいました．」

Dr　「それはよかったですね．運動はどうでしたか？」

Pt　「ウォーキングはあまりできませんでした．天気が悪い日が続くとダメですねえ．でも，何回かステップ運動ならやりました．」

Dr　「ああ，そうですね．ステップ運動なら天候が悪くてもできますね．」

（24週後の成績）

・HbA1c　9.8％ ⇒ 7.3％（−2.5％）

・体重　71.7 kg ⇒ 68.2 kg（−3.5 kg）

・食事療法の自信　3点⇒5点

・運動療法の自信　3点⇒5点

　SGLT2阻害薬は，服薬するだけでもHbA1cの低下と体重の減少が高い確率で認められます．そのため，患者の治療満足度も高いのですが，一方で食事療法・運動療法に対する自信度には有意な上昇を認めませんでした（表2，佐世保中央病院での調査）．

　そこで，過去の成功体験を話してもらうことによって自己効力感を高め，そのうえで食事療法・運動療法にそれぞれ具体的な目標設定を行いました．そのようなコーチングの対話の後にSGLT2阻害薬で治療したところ，食事療法・運動療法に対する自信度は明らかに上昇しました（表3，佐世保中央病院での調査）．SGLT2阻害薬を普通に処方した場合よりも成績がよかったので，自信を持つこと（自己効力感を高めること）は重要なことだと思われました．**自信度を上げる最も単純な方法は，過去の成功体験を話してもらうことである**と言われています．

表2　SGLT2阻害薬は患者満足度を有意に高めるが，食事療法・運動療法への自信度を高めるには至らない

	開始前	12週後
HbA1c（%）	9.4 ± 1.8	$8.7 \pm 1.4^{*}$
体重（kg）	79.3 ± 13.4	$77.4 \pm 12.7^{*}$
治療満足度（10点）	6.0 ± 2.1	$7.6 \pm 1.4^{*}$
食事療法への自信度（10点）	5.2 ± 2.4	6.2 ± 2.1 NS
運動療法への自信度（10点）	4.8 ± 2.4	5.2 ± 2.3 NS

*$p < 0.05$　NS　有意差なし
（佐世保中央病院での調査）

表3　コーチングで自信度を高めた後にSGLT2阻害薬で治療すれば，食事・運動療法への自信度が有意に高まる

	開始前	16週後
HbA1c（%）	9.5 ± 1.0	$8.3 \pm 0.8^{*}$
体重（kg）	75.7 ± 10.8	$73.0 \pm 10.9^{*}$
食事療法への自信度（10点）	5.8 ± 1.9	$7.1 \pm 1.7^{*}$
運動療法への自信度（10点）	4.9 ± 2.1	$6.3 \pm 1.9^{*}$

*$p < 0.05$
（佐世保中央病院での調査）

> **✋ POINT** ▶過去の成功体験を話すことによって自信度(自己効力感)が上昇する．自己効力感が上がったところで目標設定を行うと実行性が高まる．

10) 「できている」「できる」「できそうだ」に着目

a できることを増やそう

　医療者はとかく患者のできていないところに注目しがちです．つまりあら捜しですね．これでは，患者の気持ちも沈みがちになってしまいます．

　コップに水が半分入っているとします(事実)．それに対して，ある人は「コップには水が半分しかない」と嘆くかもしれません．またある人は,「コップに水が半分も残っているではないか」と前向きにとらえるかもしれません．**コーチングではできないことを数えるよりも，できることを増やすことに注力します.**

　糖尿病のコントロールがとても悪い患者がいます．でも，よく観察してみてください．薬はきちんと服薬しているとか，定期受診は続けているとか，脂質コントロールだけはよいとかの望ましいものがみられるかもしれません．行動がなくても，食べ過ぎに気づいているとか，運動をしたらいいと思っているなどの心理的なプラス面も評価できます．

　医療者は患者のあら捜しをするよりは，できている・できる・できそうだ，に注目すべきです. このような医療者の行動は患者の自己効力感の上昇につながります．

b さて，実際に…

　佐世保中央病院で18名の医療者(対象)に対してあるロールプレイ実験を行いました[14]．対象者にインスリン治療が必要な患者の役割をしてもらいました．そして，異なる2つの方法で医師が対象者にインスリン治療を勧めるロールプレイを行いました．

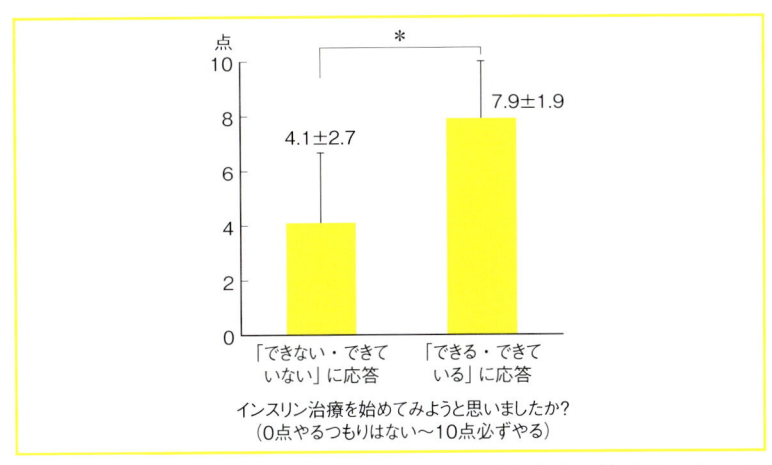

図8　「できる・できている」に応答する自己効力感を高める対話が，インスリン治療を受け入れやすくする.
（松本一成ほか：Prog Med **32**：1377-1380，2012より引用）

　1回目では，対象者の発言の中から「できない，できていない」部分に選択的に応答し，最終的に「食事療法ができていない，運動療法もできていない，もはやインスリン治療しか方法がない」と追い込みました.

　2回目では，対象者の「できる，できている」部分に選択的に応答しました.最終的に，「糖尿病をよくしたいという気持ちがあって，薬をまじめに服薬している.食事療法や運動療法はできていないが何とかしたいという気持ちを持っている.そうであれば，インスリンを補充することがあなたにきっとプラスになる」という具合にインスリン治療を勧めました.

　1回目と2回目は対象者によって順不同で行いました.そして，ロールプレイ終了後に，アンケート調査を行いました.アンケートでは，インスリン治療を始めてみようという気持ちを10点満点で自己採点してもらいました.

　その結果，「できない・できていない」に応答した場合には4.1±2.7点で，「できる・できている」に応答した場合には7.9±1.9点で有意差を認めました（p＜0.05）.また，患者の自己効力感を高めるのはどちらの面接かというアンケートでも，それぞれ4.2±2.5点と8.4±1.3点で有意差を認めました[p＜0.05]（図8）.

　医療者が患者の強みを見つけて，それを強調していくと自己効力感が高まります. この方法も患者の自信度を高めるのに有効な方法だと思います.

Case study インスリン治療を開始することに抵抗する患者

63歳　女性　主婦　Fさん　HbA1c 8.3％

- HbA1c：7.8％（2ヵ月前）⇒ 8.0％（1ヵ月前）⇒ 8.3％
- 食後血糖：292 mg/dL ⇒ 270 mg/dL ⇒ 311 mg/dL

〈合併症〉網膜症，神経障害はないが，尿中アルブミン排泄が増加しており，糖尿病性腎症2期（早期腎症）あり

〈治　療〉グリメピリド2 mg，メトホルミン1,500 mg，シタグリプチン50 mgを服薬．服薬アドヒアランスはたいへん良好で，ほとんど忘れることはない．

〈生　活〉食事療法はあまり守っていないので，体重は増加傾向．間食が多い．運動療法が少ない．これには，少し膝が痛むので長時間の運動は困難という事情もある

機能しなかった対話

> ちょっと待ってください．もう少し食事や運動を頑張ってみますので

> そうするとインスリン治療を始めるしか方法がないですね

Dr「Fさん，HbA1cがだんだん高くなっています．Fさんは腎臓に早期の合併症を持っておられるので，今後のことが心配です．」

Pt「そんなに悪いのですか？」

Dr「合併症が進行するのにブレーキをかけるには，HbA1cを7％未満になるようにコントロールすることが望ましいとされています．」

Pt「そうでした．7％未満でしたよね．」

Dr「はい．そこで，いくつかFさんに質問があるのですがよろしいですか？」

Pt「はい．どうぞ．」

Dr「まず薬のことなのですが，3種類の糖尿病薬ですね．飲み忘れとかはいかがですか？」

Pt「薬だけはちゃんと飲んでいます．一度も忘れていません．」

Dr「そうですか，それでは，食事療法はどうですか？」

Pt「これは…食べ過ぎています．間食もしてしまっています．わかってはいるのですが….」

Dr「食べ過ぎて，間食もして体重も増えているのですね．じゃあ，運動は？」

Pt「時々，少しだけ歩きます．でも膝が悪いので長くはできません．どうにかしなければと思うのですが….」

Dr「膝が悪くて運動もあまりできないのですね．」

Pt「何とかしないといけませんね．」

Dr「そうですね．Fさんは糖尿病の合併症が出始めていて血糖値が高い．しかし，食事療法がうまくできない．運動療法もちょっと難しい．そうするとインスリン治療を始めるしか方法がないですね．」

Pt「….すみません．ちょっと待ってください．インスリンの前にもう少し食事や運動を頑張ってみますので．」（できていないことばかりを指摘されて気持ちが穏やかでない．抵抗しようとしている．）

↓効果的な対話

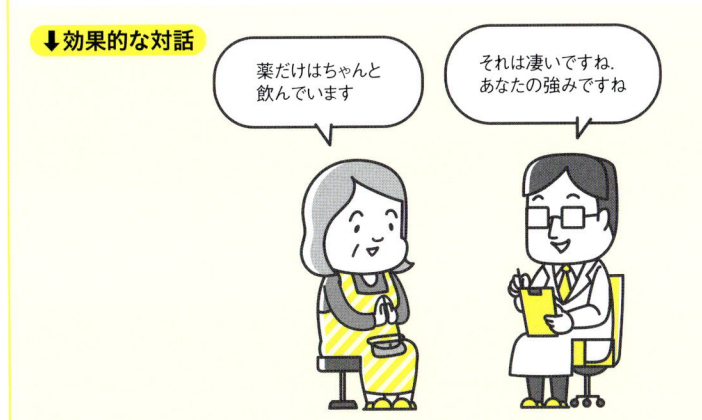

薬だけはちゃんと飲んでいます

それは凄いですね．あなたの強みですね

Dr「Fさん，HbA1cがだんだん高くなっています．Fさんは腎臓に早期の合併症を持っておられるので，今後のことが心配です．」

Pt「そんなに悪いのですか？」

Dr「合併症が進行するのにブレーキをかけるには，HbA1cを7％未満になるようにコントロールすることが望ましいとされています．」

Pt　「そうでした．7%未満でしたよね.」

Dr　「はい．そこで，いくつかFさんに質問があるのですがよろしいですか?」

Pt　「はい．どうぞ.」

Dr　「まず薬のことなのですが，3種類の糖尿病薬ですね．飲み忘れとかはいかがですか?」

Pt　「薬だけはちゃんと飲んでいます．一度も忘れていません.」

Dr　「それは凄いですね．飲み忘れで薬が余る患者さんも少なからずおられますが，Fさん はきちんと服用されている．その点は，Fさんの強みですね.」

Pt　「いやあ，はい.」(嬉しそうな表情)

Dr　「では，食事療法はいかがですか?」

Pt　「これは…食べ過ぎています．間食もしてしまっています．わかってはいるのですが ….」

Dr　「体重増加もありますね．これには気づいていましたか?」

Pt　「はい，気づいていました．だから何とかしなければと思っていました.」

Dr　「なるほど．では，運動はどうですか?」

Pt　「時々，少しだけ歩きます．でも膝が悪いので長くはできません．どうにかしなければ と思うのですが….」

Dr　「もし，膝に負担が少ない運動ならやってみたいということですか?」

Pt　「そうですね.」

Dr　「膝が悪くても運動している患者さんは，たとえばプールで運動するとか，椅子に座っ て行う体操や筋トレとか行っている場合が多いようです.」

Pt　「工夫して運動している人もいるのですね.」

Dr　「さて，ここまでの話をまとめてみますね．Fさんは腎臓の合併症が出始めているので， HbA1cをできれば7%未満まで下げたいですね．そして，薬は3種類とも完璧に飲ん でいますね．素晴らしいです．食事療法は不十分だけど，体重を気にしていて何とか したいと思っておられますね．運動に関しても，膝の問題はあるけれど，運動量は増 やしていきたいのですよね.」

Pt　「そうなのです．食事も運動も頑張ります.」

Dr　「生活習慣の見直しによってコントロールが改善することを期待したいですね．ところ で，もうひとつ私からFさんに相談したいことがあります.」

Pt　「何ですか?」

> **Dr**　「実は，私がお勧めしたいのは基礎インスリンです．24時間効果が持続するインスリンを1日1回補充するのです．生活習慣の改善とインスリンを併せることによって，目標達成率が大幅に高くなりそうに思われます．すでに気持ちが前向きになっているFさんならきっとできると思いますよ.」

　患者の「やっていない」「できない」にはあまり反応を示さず，「できている」「できる」「何とかしたい」といった前向きな発言にフォーカスします．これは，自己効力感を上昇させる効果があります．

> **⚫ POINT**　▶「できる」に選択的に応答することによって自己効力感が高まり，前向きになれる.

11)　記録する，見える化する

a　行動記録をつけよう

　ある問題を解決しようとするのに問題志向システム(Problem Oriented System：POS)が用いられます．POSの具体的な方法は以下の通りです．

> ①問題を発見する
> ②問題点を明確にする
> ③情報を収集する
> ④問題解決のための作業仮説をたてる
> ⑤問題解決策を実行する
> ⑥アウトカムを評価し必要に応じて修正する

　糖尿病コントロールがうまくいっていない場合に，何が問題なのかを患者とともに振り返ることはすべての医療者がやっていると思います．それにもかかわらず，問題の解決は決して簡単ではありません．
　ここでお勧めしたいことが，**行動記録をつける**ということです．問題の発

見や明確化は，記録することによってはじめて見える化されます．たとえば，「そんなに食べていない」という患者がいます．「そんなに」とはどの程度なのでしょうか？　自分が食べたものを全部書き出すとそれが明らかになります．岡田氏の『レコーディング・ダイエット決定版』は食事や間食などをすべて書き出して「自分の認識よりも多く食べていた」という事実に気づくことで，行動を変える認知行動療法を利用したもので，ずいぶんと話題になりました[15]．同様に肥満治療に使用されるグラフ化体重日記は，1日4回（起床直後，朝食直後，夕食直後，就寝直前）の体重をグラフに記載して見える化し，ダイエット行動を引き出す行動療法です[16]．

b 「見える化」で治療強化を納得してもらう

　血糖値に関する記録としては，血糖自己測定（Self-Monitoring of Blood Glucose：SMBG）があります．このSMBGを用いて2日間の食事前後の血糖変動とインスリンなどの治療と身体活動を同時に記録する方法としてSMBG 2Daysがあります．佐世保中央病院では，このSMBG 2Daysを用いてインスリン治療中の患者の気づきを引き出すことにより，HbA1cが改善することを報告しました[17]．食後に大きく血糖値が上昇した場合に，食事中の糖質が多いためなのか，それとも食べる順番が悪かったのか，あるいは追加インスリンが足りないのか，を患者と管理栄養士と主治医で意見を交換します．自分で高血糖を確かめた患者からは，医療者からの生活習慣の改善や薬物療法の強化に対して十分な納得が得られる確率が高くなります．
　図9にSMBG 2Daysの記録を掲載します．

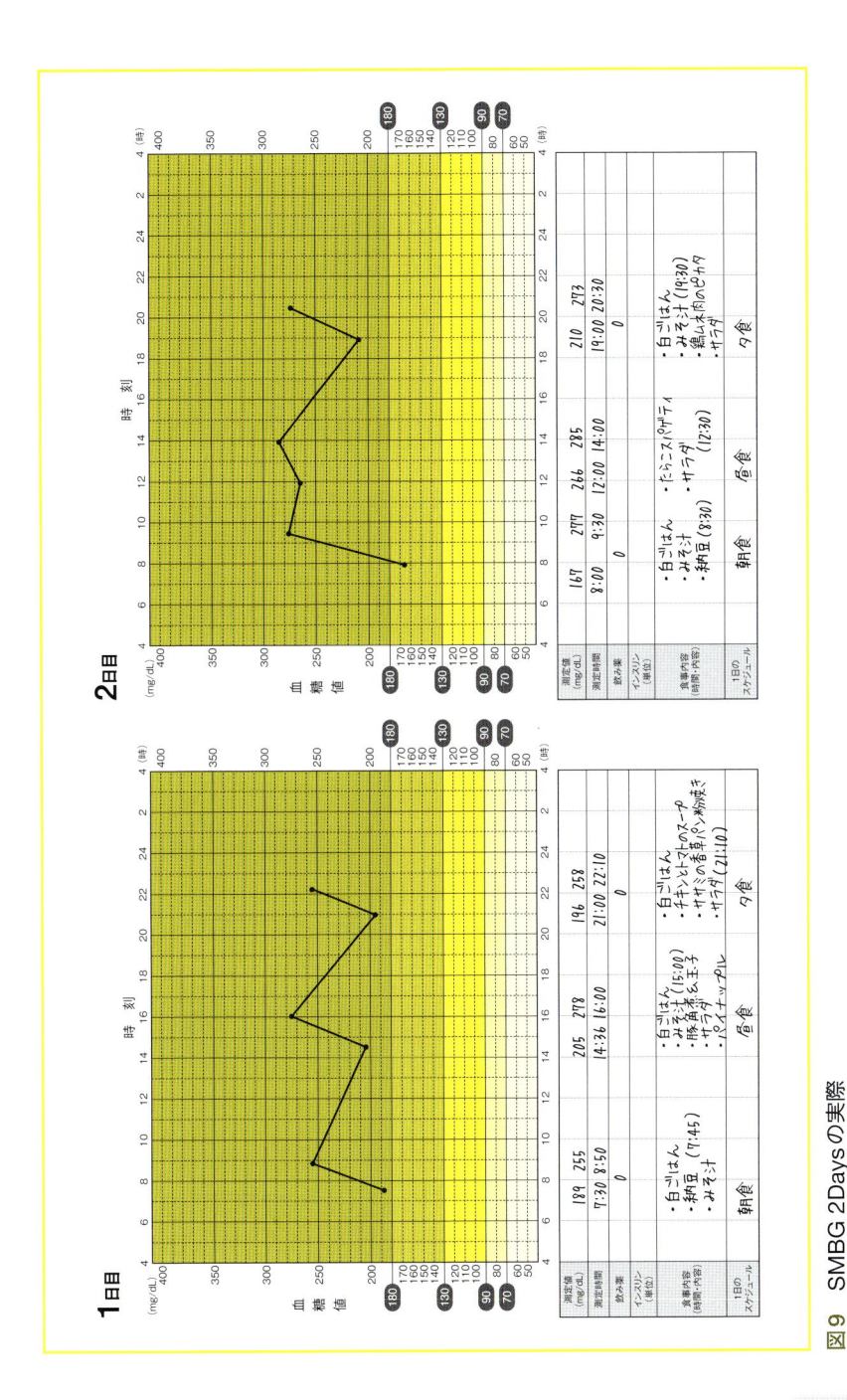

図9　SMBG 2Daysの実際

（渥美義仁，小出景子（監）：SMBG 2 Days，ジョンソン・エンド・ジョンソン（株）メディカル カンパニー ライフスキャン事業部を参考に作成）

コラム5 Flash Glucose Monitoring(FGM)

　FreeStyle リブレ(アボットジャパン株式会社)は，上腕に装着した500円玉大のセンサーに測定器を近づけるだけで間質のグルコース値を測定できます．血糖値を調べるのに指先の穿刺を必要としないので，1日に何回も測定することができます．そのうえ，過去8時間の血糖変動を点ではなくて線で示してくれるために，自分の血糖変動が「見える化」できます．炭水化物摂取による血糖値の上昇，運動による血糖値の改善，服薬による血糖変動の変化などが手に取るようにわかることから，糖尿病治療のあり方を変えるツールになりうると思っています．しかしながら，問題はその保険適用です．現状であれば，1日120回の血糖自己測定をしている1型糖尿病患者でなければ医療施設は収益を得ることが困難です．2型糖尿病患者では医療施設は逆ザヤになってしまいます．これほど素晴らしい医療機器があるのに現場で活かせないのは大変残念なことです．今後，保険適用がどのように変わっていくのかは定かではありませんが，著者の希望を述べてみたいと思います．

　まず，糖尿病と診断がついてから，あるいは治療を開始してからの3ヵ月間は医療機関に多少でも収益が得られる形で保険点数をつけて欲しいです．診断直後に自分の血糖値としっかり向きあうことはとても重要です．高血糖を自ら確認できれば，自覚症状が出現していなくても糖尿病薬を開始することに納得が得られやすくなるだろうと思っています．

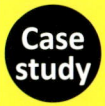

Case study

インスリン注射の回数を増やすことに抵抗する患者

55歳　男性　会社員　Gさん　HbA1c 8.5％

- ビグアナイド薬，DPP-4阻害薬，SGLT2阻害薬の3剤内服と，基礎インスリンのBasal supported Oral Therapy（BOT）治療中．しかしながら，HbA1c値がコントロール目標値に届いていない状態．

機能しなかった対話

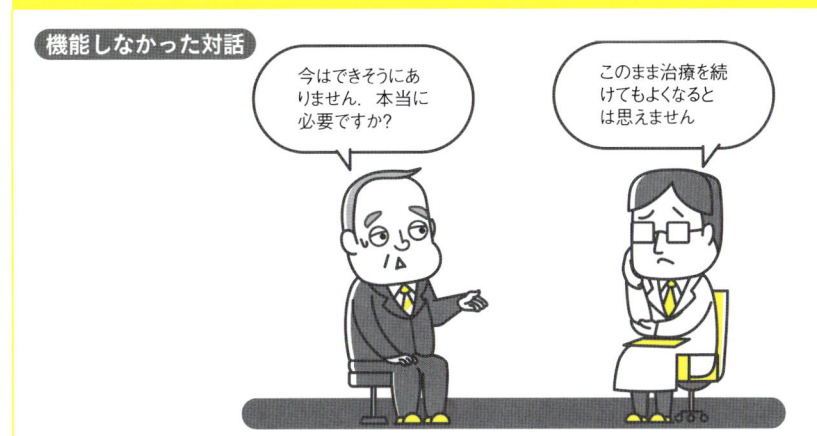

Dr「Gさんは，インスリン治療をするようになって，以前よりもよくなりましたが，ここ数ヵ月は横ばいですね．」

Pt「そうですね．」

Dr「将来のことを考えると，もう少し下げておきたいと私は思うのです．」

Pt「私なりに頑張ってはいるのですけどねえ．なかなか．」

Dr「たとえば，インスリンの回数を増やすのはどうでしょうか？　一般的に基礎インスリンだけで効果が不十分な場合には，追加インスリンといって食直前のインスリンを使うことが推奨されています．」

Pt「今の1日1回注射でもいっぱいいっぱいです．インスリンの回数を増やすなんて…．ちょっと無理です．」

Dr「最も有効性が高いインスリンの使い方は4回注射なのですよ．1回注射だけでうまくコントロールできる確率はそもそも低いのです．このまま治療を続けてもよくなるとは思えません．」

Pt「でも…．今はできそうにありません．本当に必要ですか？」（心理的に抵抗している）

↓効果的な対話

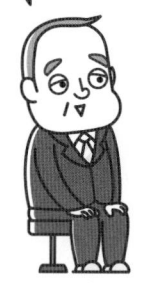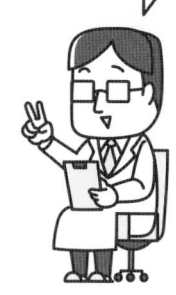

わかりました．できるだけやってみます

2日間だけ食前，食後の血糖値をモニタリングしてください

Dr 「Gさんは，インスリン治療をするようになって，以前よりもよくなりましたが，ここ数ヵ月は横ばいですね．」

Pt 「そうですね．」

Dr 「将来のことを考えると，もう少し下げておきたいと私は思うのです．」

Pt 「私なりに頑張ってはいるのですけどねえ．なかなか．」

Dr 「たとえば，インスリンの回数を増やすのはどうでしょうか？　一般的に基礎インスリンだけで効果が不十分な場合には，追加インスリンといって食直前のインスリンを使うことが推奨されています．」

Pt 「今の1日1回注射でもいっぱいいっぱいです．インスリンの回数を増やすなんて…．ちょっと無理です．」

Dr 「そうですか…．確かに手間が増えてしまいますよね．とりあえず，Gさんの血糖記録を見てみましょうか？」

Pt 「はい」

Dr 「Gさんは朝の血糖値をほぼ毎日測定されていますね．だいたい110〜140 mg/dL程度が多いようです．平均して130 mg/dLとしましょう．その場合，計算上ではHbA1cは7％ぐらいになると推定されます [(HbA1c−0.4)x20＝空腹時血糖]．しかしながら，実際にはGさんは8.5％なので食後の血糖値がかなり高いことが予想されます．」

Pt 「食後ですか．」

> **Dr**「はい．そこで，ひとつGさんにお願いがあるのですが，2日間だけでよいので食前と食後の血糖値を測定して，このグラフに書き込んでほしいのです．また，スマートフォンをお持ちですよね．血糖記録をする2日間に食べたものをすべて写真に撮影して送信してほしいのです．つまり，何かを食べた後の血糖値の変化を2日間モニタリングするということです．」
>
> **Pt**「なんだかとても面倒な感じですね．できるかな？」
>
> **Dr**「記録の仕方は，これから看護師と管理栄養士が教えてくれますよ．メールの送信先は栄養管理室です．血糖の変動を見ながら栄養指導もできます．」
>
> **Pt**「はい，わかりました．できるだけやってみます．」

　Gさんは，基礎インスリンだけでは制御できていないので，超速効型インスリンを併用したbasal-plus，あるいは強化インスリン療法が望まれます．もう1つの方法はGLP-1受容体作動薬と基礎インスリンの併用でしょう．いずれにしても，注射の回数は増えます．このCaseでは患者の納得を得るために，食後の高血糖を自分の目で確かめてもらおうとしています．

　血糖日内変動を各食前と食後，そして寝る前に測定する7回測定と，その日の食事内容を1枚のシートに書き込む方法（SMBG 2Days）は血糖値の見える化にたいへん有用です（図10）．同じ目的で，Continuous Glucose Monitoring（CGM）やFlash Glucose Monitoring（FGM）も有用と思われます．

　結果をもとに食事療法への取り組みが強化できることと，追加のインスリンまたはGLP-1受容体作動薬の注射が必要であることを患者自身が納得できるようになります．

> 🔥**POINT**　▶血糖日内変動を見える化することによって，治療強化が必要である理由を十分に納得してもらう．

コラム6　栄養看護外来

　佐世保中央病院では2005年から管理栄養士と看護師によるコーチングを用いた栄養看護外来を行っています．医師の診察の前に管理栄養士，または看護師が患者と面談します．そのときにコーチングを使って患者の話を傾聴します．この方法を用いるようになってから，患者の服薬状況がとてもよくわかるようになりました．スタッフが患者に残薬の状況を質問します．患者はA薬の残りが何錠，B薬が何錠という具合にかなり詳しく報告してくれます．これは，正直に話をしても医療者から叱られることはないという安心感に基づいています．スタッフは，残薬があることを責めるのではなく，A薬が何故残りやすいのかについて患者や医師と相談します．こうして，少しでも服薬しやすい方法を模索しています．同時に，栄養看護外来でスタッフと話をしながら，患者は様々な気づきを得ているように思います．

（松本一成．コーチングを利用した栄養・看護外来．糖尿病診療マスター **14**：526-531, 2016）

⦿ 文献

1) 鈴木義幸．コーチングとは何か　この1冊ですべてわかる　コーチングの基本，日本実業出版社，p12-20, 2009.
2) 伊藤守，鈴木義幸．図解コーチング流タイプ分けを知ってアプローチするとうまくいく　ディスカヴァー・トゥエンティワン，p6-75, 2006.
3) 柳澤厚生ほか．タイプ別コミュニケーションを使う　ニュートリション・コーチング，医歯薬出版，p63-87, 2006.
4) 杉山尚子ほか．覚えておくべき概念　行動　行動分析学入門，産業図書，p7-8, 1998.
5) Prochaska JO, et al. In search of how people change. Applications to addictive behaviors. Am Psycol **47**：1102-1114, 1992.
6) 石井均．「多理論統合モデル（変化ステージモデル）」の本質と方法論　糖尿病医療学入門，医学書院，p92-158, 2011.
7) 原井宏明．医療の使命，原則　対人援助職のための認知・行動療法，金剛出版，p36, 2010.
8) Hojat M, et al. Physician's empathy and clinical outcomes for diabetic patients. Acad Med **86**：359-364, 2011.
9) Hoffmann TC, et al. The connection between evidence-based medicine and shared decision making. JAMA **312**：1295-1296, 2014.

10) (株)コーチ・エィ．コーチング・プログラムマニュアル．アクノレッジメント，2015

11) 秋下雅弘，ポリファーマシーの実態と問題点　高齢者のポリファーマシー，南山堂，p2-8, 2016.

12) 神奈川県内科医学会，加濃正人．水平探索と垂直探索　禁煙の動機づけ面接法，中和印刷，p121-122, 2015.

13) 松本一成ほか．糖尿病治療への重要度と自信度の自己評価は糖尿病コントロールに影響を及ぼす．Prog Med **33**：363-367, 2013.

14) 松本一成ほか．インスリン治療への承諾率を高める対話法の研究，Prog Med **32**：1377-1380, 2012.

15) 岡田斗司夫．レコーディング・ダイエット決定版，文芸春秋，2010.

16) 吉松博信ほか．肥満2型糖尿病患者に対する教育とそのフォローアップにすすめかた．プラクティス **17**：509-517, 2000.

17) 松本一成ほか．2日連続での血糖自己測定のグラフ化と食事・活動記録とを併用した行動記録シートの有用性―インスリン治療中の2型糖尿病患者における検討―．Diabetes Frontier **24**：337-340, 2013.

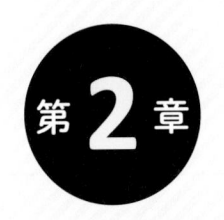

第2章

タイプ別，
患者の心をつかむ
糖尿病服薬指導

この章では，糖尿病薬による治療を提案するときに，患者にとって受け入れやすい説明方法について解説します.

各薬剤の望ましい特徴と望ましくない特徴，基本的な説明方法，および注意点や副作用の説明方法について記載しています.

また第1章で解説した4つの「タイプ分け™」の患者に対して服薬指導をする際の実際の対話例を記載しています.

**糖尿病薬
の分類**

内服薬：7種類

インスリン抵抗性改善系：2種類

ビグアナイド薬，チアゾリジン薬

インスリン分泌促進系：3種類

スルホニル尿素薬，グリニド薬，DPP-4阻害薬

糖吸収・排泄調節系：2種類

α-グルコシダーゼ阻害薬，SGLT2阻害薬

注射薬：2種類

GLP-1受容体作動薬，インスリン

内服薬

1) ビグアナイド薬―インスリン抵抗性改善系①―

おさらい

　現在，本邦で使用できるのはメトホルミン（メトグルコ®ほか）とブホルミン（ジベトス®，ジベトンS®）の2種類です．

　ビグアナイド薬はインスリン抵抗性改善系に分類されています．肝臓での糖新生を抑制することが主な作用とされていますが，その作用は多面的でありまだ十分には解明されていません．近年では，グルカゴンによる血糖上昇を抑制する作用も発見されています．

望ましい特徴

- 血糖値の改善に際して体重増加をきたし難いので，肥満2型糖尿病例で第一選択になります．しかしながら非肥満症例にも有効であることが知られています．
- 単独投与では低血糖をきたし難い薬です．
- 薬価が安価である点も特徴です．
- メトホルミンはUKPDSにおいて，細小血管障害と大血管障害に対する一次予防効果があることが報告されています[1]．REACH Registryでは，大血管障害の二次予防にも効果があると報告されており[2]，一次予防と二次予防の両方に効果が報告されている唯一の糖尿病薬です．
- 近年では，癌を抑制する可能性があるのではないかという報告も散見されるようになり，そのような観点からも注目されています．

望ましくない特徴

- 重篤な副作用として，乳酸アシドーシスが知られています．ビグアナイド薬には，日本糖尿病学会から適正使用に関するRecommendationが発行されています[3]．

- よくある副作用としては，下痢，軟便などの消化器症状が出現します．これは用量が多くなるほど頻度が増すので，少量より開始して徐々に増量する投与方法が望ましいと思われます．
- ヨード造影剤を使用する場合には休薬が必要です．同様に，シックデイの際にも休薬する必要があります．

基本はこう説明する

禁忌ではない2型糖尿病患者の場合

「糖尿病による合併症を予防する効果と，健康寿命を延ばす効果が知られている薬です．そのために，海外のガイドラインでは糖尿病の第一選択薬になっています．世界で最もよく処方されている薬といってよいでしょう.」

「単独では低血糖をきたし難いことと，体重増加をきたし難いことも特徴です．もう一つ，薬代が安いことも特徴です．昔から使われている薬なので，長期間服用した場合の安全性も折り紙つきです.」

注意点/副作用を上手に伝えるには

❶ 薬を増やすんですか？

「この薬は用量を増やすほどにHbA1cが改善することが知られています．このことを『用量依存性がある』といいます．1日500 mg程度が子供の用量であり，1日1,000 mg程度が中高生の用量，そして大人の用量は1日1,500 mg以上です．はじめから大人の用量を飲むと下痢をする場合があるので，子供の用量から徐々に増量するという使い方が一般的です.」

❷ おなかがゆるくなったり…？

「飲み初めや，増量のときに一時的に下痢などが出現する場合があります．多くの場合にはしばらく服用を続けているうちに症状が消失します．なかなか改善しない場合には元の用量に戻すこともできますので，そのような場合にはご相談ください.」

❸乳酸アシドーシスについては…？

　「この薬が安全に使用できる条件を確認の上で処方していますので，ご安心ください（メトホルミンの適正使用に関するRecommendation）．しかしながら，万が一，強い倦怠感や，ひどい嘔吐や下痢，筋肉痛などの症状が起きたら，服薬をやめて当院へ連絡してください．」

「タイプ分け™」に沿った説明方法

❶コントローラーの患者

「有効性と安全性において実績があり，多くのガイドラインで最初に使用する薬として推奨されているのがメトホルミンです．Cさんとしては，どうですか？」

第一選択薬であることを最初に説明．
決定権を相手にゆだねる．

「では，それをお願いします．」

「はい．承知いたしました．この薬は徐々に増やすという使い方をします．そのことについて説明をしてもよろしいですか？」

枕詞で許可をとって，詳細を説明する（☞p.67）．

「わかりました．どうぞお願いします．」

「メトホルミンは1日2錠，4錠，6錠と徐々に増量するのが一般的です．薬が増えるにつれて，下痢気味になるなどの胃腸の症状が出ることがあるためです．一方で，用量が増えるほどに有効性が増します．」

❷ プロモーターの患者

「Pさん，メトホルミンという素晴らしい薬があります．これを服用した患者さんは合併症になりにくいうえに，健康寿命が延びると言われています．世界で最も処方されている糖尿病薬です．Pさんにも是非服用してほしいと思っています．」

少々大げさな表現でも大丈夫．

「いいですね．それ．是非お願いします．」

「嬉しいです．Pさんの糖尿病はきっとよくなっていくと思いますよ．さて，メトホルミンは1日2回，あるいは3回に分けて服用するのですが，飲み忘れという問題がしばしば生じます．この点で，何か工夫はないですか？」

Iメッセージで承認（☞p.62）．
相手の自由なアイデアを引き出す．

「そうですね．よい薬でも飲まないと効きませんよね．えーっと，薬は持ち歩くといいかもしれませんね．あと，家族や同僚に声をかけてもらうとか．」

❸ サポーターの患者

「糖尿病と診断されたばかりで，大変なことになったとお思いのことでしょう．」

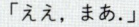気遣いを示す．

「ええ，まあ．」

「私はSさんのお力になりたいと思っています．糖尿病の薬物療法を開始しようと思うのですがいかがでしょう？」

合意を得る．

「はい，わかりました.」

「薬物療法に関して，Sさんが心配なことはどんなことですか？」

オープン型の質問をする（☞ p.52）.

「そうですね. 薬というと何となく漠然とした不安があります. 本当に大丈夫かなというか…」

「なるほど，薬の安全性ですね. わかりました. 実は最初に用いる薬としてメトホルミンという薬がよく使われるのですが，この薬は長期にわたる安全性が証明されています.」

❹アナライザーの患者

「メトホルミンは，臨床試験において死亡率や心筋梗塞を40％程度減らすことができると報告されています. 世界の多くのガイドラインで最初に使用する薬として推奨されています.」

具体的な数値を入れて説明する.

「なるほど，そのような結果があるのですね. ところで，副作用はどうなのですか？」

「適正に使用しなかった場合に，乳酸アシドーシスという重篤な副作用が出現する場合があります. しかし，用法用量をきちんと守れば安全な薬です. 先ほど説明した臨床試験でも長期安全性が証明されています.」

リスクと根拠を説明する.

「あと，使用方法ですが通常1日2錠から開始して，4錠，6錠と増量します. 用量が増えるほどに下痢などの胃腸症状が出やすくなります. だから，徐々に増やすのです. 下痢は自然に消失することが多いのですが，症状が持続する場合には減量して様子を見る場合もあります.

使用方法を具体的に説明する.

2)　チアゾリジン薬—インスリン抵抗性改善系②—

おさらい

現在，本邦で使用できるのはピオグリタゾン（アクトス®）です.
チアゾリジン薬はインスリン抵抗性改善系に分類されています.
　肥大化した脂肪細胞を小型化することにより，インスリン抵抗性を改善させることで有効性を発揮します.

望ましい特徴

- インスリン抵抗性が高血糖に寄与している患者，特に肥満者で有効性が高いと考えられています.
- 単独投与では低血糖をきたし難い薬です.
- 抗動脈硬化作用が期待されており，PROactive研究[4]とIRIS研究[5]において，脳卒中患者での心血管イベントの再発抑制効果への有用性が示唆されました.

望ましくない特徴

- 水分貯留をきたしやすいために，浮腫や心不全が増えることが知られています.
- 体重が増えやすいので食事療法を確実に実行することが重要です.
- 女性では骨折の頻度が高くなるという報告があります.
- 膀胱癌の発生リスクが増加する可能性が完全には否定できないことから，膀胱癌患者では禁忌です. 膀胱癌の既往者には慎重な判断が必要です. ただし最近の前向き調査では，膀胱癌の発生リスクの増加は認められなかったそうです[6].

基本はこう説明する

肥満者の場合

　「この薬は，血液の中にインスリンがあるのに血糖値が下がりにくい患者さんのための薬です. このようにインスリンが効き難い状態を医学用語では『インスリン抵抗性』といいます. 肥満のある患者さんはこのインスリン抵抗性の状態にあります. そして，この薬はインスリン抵抗性を軽減することによって血糖値を下げます. 過去の調査結果ではBMIが24以上の患者さんに

おいて有効性が高いことが知られています.」

脳梗塞既往者の場合

「脳梗塞を一度起こしたことがある糖尿病患者では，この薬を服薬することによって脳や心臓血管病の再発率を30〜40％下げるという報告があります．脳梗塞が再発する可能性は決して低くはないので，将来のことを考えると推奨される薬のひとつでしょう.」

脂肪肝がある場合

「最近では，脂肪肝が長期化すると，肝炎や肝硬変，最終的には肝臓癌が発症することも知られています．なかでも重症型を非アルコール性脂肪性肝炎（NASH）と呼びます．NASHに対して確実な有効性を持つ薬は未だに発見されていません．しかしながら，ピオグリタゾンはいくつかの研究でNASHへの有効性が示唆されており，現時点でひとつ選ぶならばこれになるでしょう.」

注意点／副作用を上手に伝えるには

❶ 太りやすくなるんですか…？

「この薬を服薬しているときに，ちょっと食べ過ぎてしまうとすぐに体重が増えてしまいます．だから，できるだけ毎日体重を測定し，増えてきたら食事療法の内容を振り返るようにしてみてください.」

❷ むくみが出るとか…？

「この薬を服薬中に足がむくむ場合があります．このような場合はまず減塩に取り組んでみてください．それだけで軽減する場合があります．また，適切な利尿薬を使ってむくみを取る方法もありますので，そのような場合にはご連絡ください.」

❸ 骨折しやすくなるって…？

「ピオグリタゾンで骨折が増えるのは閉経後の女性です．女性の場合は男性よりも少ない量から投与を開始します．また，骨密度は比較的簡単に測定

できるので定期的に調べることにしましょう．骨密度を増やす薬を併用する場合もあります．」

❹膀胱癌の治療中なのですが…？

「海外の疫学研究において膀胱癌の発生リスクをわずかに高めたという報告があります．そのため，膀胱癌治療中の患者には使用せず，膀胱癌の既往がある患者には慎重な判断を行いつつ患者自身と相談して使用の是非を決めることになります．使用を開始したら，血尿などに気を付けながら観察します．ただ，最近の前向き研究では膀胱癌の発症リスクの増加は認められなかったそうです[6]．元々，膀胱癌の発症は10万人あたり7.2人と頻度は決して高くないことも考慮しておく必要があるでしょう．」

「タイプ分け™」に沿った説明方法

❶コントローラーの患者

「この薬の特徴は，体重オーバーの糖尿病患者さんに良く効くことです．それから，動脈硬化にも有効で脳梗塞などの再発が少なくなります．Cさんとしては，どうされますか？」

短く薬の特徴を先に伝える．
決定権を相手にゆだねる．

「飲んでみてもいいですよ．」

「そうですか．わかりました．では，服薬する際の注意点について説明を追加してもよいでしょうか？」

許可をとって説明を追加する．

❷ プロモーターの患者

「Pさんにはきっとこの薬が効くだろうと思います．Pさんは体重が少々多いのですが，そういう人にほどよく効く薬なのです．ただ，油断して食べ過ぎると更に体重が増えてしまう欠点があります．」

少々大げさな表現でも大丈夫．

「試してみてもいいですよ．」

「わかりました．では想定外の体重増加を防ぐために，食べ過ぎないようにするにはどうすればよいと思いますか？」

自由な発想を引き出す質問．

「そうですね．先に野菜を食べるとか，揚げ物を減らすとか，妻にも協力してもらえばいろいろできることがありますね．」

❸ サポーターの患者

「いつも定期受診してくれてありがとうございます．さて，体重オーバー気味の患者さんによく効く糖尿病薬があります．私としてはSさんにこれを試してみて欲しいと思うのですがいかがでしょうか？」

合意を得るための提案．

「はい，わかりました．いいですよ．」

「そう言っていただけると嬉しいです．」

合意を大事にする．

❹アナライザーの患者

「体重がオーバーしていたり，インスリン抵抗性指数（HOMA指数）が2.6以上の患者さんにはよく効く薬です．Aさんは標準体重の+20％ですし，HOMA指数も3.1なので効果が期待できると思います．どうされますか？」

具体的な数値を入れて説明する．

「なるほど．効果が期待できるのですね．ところで，その薬の副作用はどのようなものですか？

「わかりました．いくつかの副作用が知られているのでそれについて説明しましょう.」

相手が欲する情報を提供する．

3)　スルホニル尿素(SU)薬—インスリン分泌促進系①—

おさらい

　現在，よく使われるSU薬はグリメピリド（アマリール®），グリクラジド（グリミクロン®），グリベンクラミド（オイグルコン®，ダオニール®）です．SU薬はインスリン分泌促進系に分類されています．1950年代から使われている最も歴史の長い糖尿病薬です．膵臓のβ細胞を刺激してインスリン分泌を促進することによって血糖値を低下させます．

　SU薬は低血糖をきたす可能性が他の薬と比べると高いので，優先して使用する薬ではありません．

望ましい特徴
• 血糖値やHbA1cを低下させる効果が，経口糖尿病薬の中では最も強いことがSU薬の特徴です．

- SU薬はしばしば低血糖をきたしますが，一方で低血糖以外には目立った副作用が少ない薬です．
- SU薬の糖尿病治療における最も大きな功績は，介入研究によって細小血管合併症を抑制できるということが証明されたことです．UKPDSでは2型糖尿病の発症早期から長期間に渡ってSU薬を服薬することにより，食事・運動療法だけで治療した場合と比較して細小血管合併症を有意に抑制しました[7]．
- 大血管障害に関しては，デンマークの約10万人を対象とした観察研究から，SU薬の中ではグリクラジドが心血管イベント発症のリスクが少ないという報告がなされています[8]．
- 薬価が安いので経済的です．

望ましくない特徴

- 最も望ましくないことは，低血糖リスクが高いことです．糖尿病治療に関連した重症低血糖の調査委員会報告によれば，重症低血糖の原因は圧倒的にインスリンとSU薬でした[9]．2型糖尿病患者では，高齢，HbA1cが低値，腎機能の低下が重症低血糖と関連しているので注意を要します．
- ACCORD研究では，強化療法群において死亡率が有意に増加したために試験が中止されましたが，低血糖と死亡との関連性が疑われています[10]．
- SU薬は低血糖をきたしやすいために，しばしば強い空腹感をもたらします．空腹感のために過食をしてしまい体重増加を招くことがあります．したがって，肥満者にはあまりよい適応とはいえません．

基本はこう説明する

　「コストを重視するならばこの薬がよいと思います．薬価は安いのですが，血糖値を下げる効果は比較的強い方です．費用対効果に優れていると言えます．ただ，そのために低血糖をきたす可能性も高くなるので，その点には注意が必要です．」

注意点／副作用を上手に伝えるには

❶ 低血糖になるのですか…？

「低血糖をきたしやすい薬なので，少量から開始します．増量も慎重に行い，できるだけ低用量で維持します．腎機能が悪くなるとそれだけ低血糖をきたしやすくなるので，定期的に腎機能検査を行って薬の量を調整します．」

「食事の時間が遅れると低血糖が起こりやすくなりますので要注意です．患者さんは低血糖に備えて，ブドウ糖を常時携帯するようにしてください．」

❷ 太りやすくなりますか…？

「SU薬を服薬中には食前に血糖値が低下してしまい，強い空腹感が出現して食べ過ぎに繋がることがあります．その結果，体重が増加してしまうことがあるので注意してください．体重増加が著しい場合には治療薬の見直しを検討しようと思います．」

「タイプ分け™」に沿った説明方法

❶ コントローラーの患者

「医療費が高くて経済的に苦しいので，もっと安くてよい薬がないのかということですね．」

「はい．何かありますかね？」

「SU薬というのがあります．安くて合併症の抑制効果も証明されているのでよい薬です．」

最初に結論．
短くわかりやすくメリットを説明する．

「では，それでお願いします」

「わかりました. ただ, SU薬には注意すべき点があります. それについて説明を追加してもよいですか?」

許可を取る.

「聞きましょう.」

「SU薬は, 血糖値を下げる効果が高いのですが, それ故に低血糖を起こしやすくなります.」

「どうすればよいのですか?」

「低血糖に備えて, ブドウ糖をいつでも補給できるように持ち歩くことが望まれます.」

❷ プロモーターの患者

「インスリンでなければダメですか? できればインスリン治療はまだやりたくないです.」

「そうですか. インスリンはまだやりたくないですか.」

「飲み薬で何とかなりませんか?」

「そうですね. SU薬を使ってみるのもひとつの方法かもしれませんね.」

「使える飲み薬があるのですか?」

「内服薬の中では一番強く血糖値を下げる薬です. その分, 低血糖を起こす可能性も高くなりますが.」

少々大げさな表現です.

「大丈夫です. 試してみてください.」

「内服薬で一番強いといってもインスリンには及びませんからね．SU薬を試してもうまくいかなければまたインスリンの話をしましょう．」

「わかりました．」

❸サポーターの患者

「心配なことや困っていることはどんなことですか？」

オープン型の質問をする（☞p52）．
気がかりを聴く．

「少々言いにくいのですが…．経済的に困っています．」

「そうでしたか．それでは安いけれども有効性が高い糖尿病薬があるのですが，少し説明を聞いてみますか？」

許可をとって説明する．

「はい，教えてください．」

「SU薬というのですが，しっかり血糖値を下げてくれますし，長期間にわたって服薬すると合併症が予防できることも知られています．そして古い薬なので値段は安いです．一方で，低血糖を起こしやすくなるので日頃からの注意が必要になります．」

「わかりました．」

❹アナライザーの患者

「メトホルミンだけではコントロールが難しくなってきました．メトホルミンはインスリンの効き目を良くする薬なので，今度はインスリン分泌を増やす薬を加えようと思います．」

薬の効能を理論的に説明する．

「ありがとうございます．実はひとつお願いがあるのですが，あまり高い薬は避けたいのです．医療費が結構大変なもので.」

「わかりました．それでしたら，SU薬がよいと思います．メトホルミンの次にはDPP-4阻害薬を用いる場合が多いのですが，薬価は1/10以下です.」

具体的な数値を入れて説明する.

「SU薬は安いから効果も劣るのですか？」

「HbA1cを下げる力は，もしかするとSU薬の方が強いかもしれません．しかし，DPP-4阻害薬と違って低血糖や体重増加をきたしやすいという点が問題でしょう.」

両者の相違点を明確に説明する.

「それは，ある程度注意すれば何とかなりますね？」

4) 速効型インスリン分泌促進薬(グリニド薬) —インスリン分泌促進系②—

おさらい

　現在，本邦で使用できるのはナテグリニド(ファスティック®，スターシス®)，ミチグリニド(グルファスト®)，レパグリニド(シュアポスト®)の3種類です．グリニド薬はインスリン分泌促進系に分類されています．膵β細胞のSU受容体に結合してインスリン分泌を短時間促進します．そのため，食後高血糖の是正を目的に利用されます．食事療法・運動療法あるいはメトホルミンを用いて治療しても，食後高血糖が残存している患者がよい適応です．

望ましい特徴

- SU薬と比較すると効果の発現が速く，また効果の消失も速やかなので生理的なインスリン分泌に近づけることができます．そのため，食後の血糖上昇を抑制します．食事直前に服薬する必要がありますが，そのことが患者の食事療法へのよい動機づけになることもあるようです[11]．
- レパグリニドは，デンマークの約10万人を対象とした観察研究から，メトホルミンと同程度の心血管イベントの抑制効果を持つことが示唆されています[8]．

望ましくない特徴

- 1日3回，食直前に服薬する必要があるために飲み忘れが多い薬の代表です．
- 副作用としては低血糖に注意です．
- 重篤な腎障害がある患者には，ナテグリニドは禁忌であり，ミチグリニドとレパグリニドは慎重投与です．作用機序がSU薬と同じなのでグリニド薬とSU薬の併用は意味がありません．

基本はこう説明する

　「食後高血糖が心筋梗塞などの動脈硬化性疾患と関連しているというデータは多いのです．そして，この薬は食後高血糖を改善させます．」

　「1日3回，毎食直前に服薬することはなかなか大変なことですが，これが習慣として身に着いたら食事療法への注意力が高まり，ひいては良好な糖尿病コントロールに繋がることが期待されます．」

「食事直前に，超速効型インスリンを注射するのと同様に，食事とセットの薬と解釈してください．食事時間が通常とずれたら，服薬も食事と合わせてください.」

注意点/副作用を上手に伝えるには

❶ いつ服薬してもよい…？

「インスリン分泌を促進する薬なので低血糖が出現する場合があります．服薬タイミングは食直前です．服薬したら10分以内に食事を開始してください．服薬から食事までの時間が長くなると，食事を開始する前に低血糖をきたす可能性があります.」

「タイプ分け™」に沿った説明方法

❶ コントローラーの患者

「空腹時血糖値はとてもよくなってきました．あとは食後の血糖値が下がるとよいですね.」

「はい.」

「食後の血糖値を選択的に低下させるよい薬があるのですが，1日3回，食事直前に服薬する薬です．これは多忙なCさんには難しいでしょうか？」

食後血糖値の改善目的であることを短く伝える．
決定権を相手に委ねる．

「いえいえ，それくらいのことであればしっかり飲みますよ.」

❷ プロモーターの患者

「食後の血糖値を下げる薬を服薬してみてはいかがでしょうか？ 1日3回，食直前に服薬するのですが，薬を服薬して"食事療法を頑張るぞ"と気を引き締めると良好なコントロールが得られやすいと思います.」

楽しくなるような提案.

「いいですね，それ！　やってみようかな？」

❸ サポーターの患者

「食前の血糖値はかなりよくなりました．今度は，食後の血糖値を下げる薬を検討しています．Sさんとしてはどのように思われますか？」

オープン型の質問をする（☞ p52）.

「そうですよね．食後の血糖値は時々 200 mg/dL 以上になるので，やっぱり薬を追加した方がよいですよね.」

「それでは，食後高血糖をよくする薬を開始するということでよろしいですね.」

合意を確認する.

❹ アナライザーの患者

「食後の血糖値が高い患者さんほど，心筋梗塞のような動脈硬化症をおこしやすいという報告がたくさんあります．食後2時間の血糖値はできれば180 mg/dL 未満，理想的には140 mg/dL 未満がよいと言われています.」

具体的な数値を入れて説明する.

「それでは，もう少し下げなければいけませんね．」

 「はい，そこで1日3回，毎食直前に服薬するグリニド薬を使ってみてはどうかと思っています．海外の報告ではありますが，心臓病の抑制効果があります．」

根拠について説明する．

5) DPP-4阻害薬―インスリン分泌促進系③―

おさらい

　本邦で使用できるDPP-4阻害薬は非常に種類が多いです．1日1回服薬する薬としてはシタグリプチン(ジャヌビア®，グラクティブ®)，アログリプチン(ネシーナ®)，リナグリプチン(トラゼンタ®)，テネリグリプチン(テネリア®)，サキサグリプチン(オングリザ®)の5種類です．1日2回服薬する薬としてはビルダグリプチン(エクア®)とアナグリプチン(スイニー®)の2種類です．また，週1回服薬する薬としてはトレラグリプチン(ザファテック®)とオマリグリプチン(マリゼブ®)の2種類があります．

　DPP-4を阻害することによって活性型のGLP-1とGIPの濃度を高めます．

　DPP-4阻害薬はインスリン分泌促進系に分類されていますが，同時にグルカゴン分泌抑制作用を併せ持ちます．インスリン分泌の促進は血糖依存性なので単独投与の際には低血糖をきたしにくい薬です．そのため，本邦では大変よく処方される糖尿病薬です．

望ましい特徴

- 比較的安全に使用できることが特徴です．単独では低血糖をきたす頻度が低く，体重増加をきたさず，血糖変動を抑制します．
- 腎機能や肝機能が低下している場合には多少の注意が必要ですが，製剤を選べば高齢者，腎機能低下例，肝機能低下例でも有効です．
- 服薬回数が少なくて済むこともメリットです．

- 複数の臨床試験において，心血管イベントを増やさないことが報告されています[12, 13, 14]．
- 海外では，メトホルミンが第一選択薬ですが，本邦ではDPP-4阻害薬を第一選択薬として使われる場合が少なくありません．

望ましくない特徴

- 海外でメトホルミンが第一選択薬である理由のひとつは安価であることです．それに対してDPP-4阻害薬はやや高価です．
- SU薬とDPP-4阻害薬を併用した場合に意識障害を伴う重篤な低血糖をきたす場合があります．そのため，SU薬を減量したうえで併用することを糖尿病学会では勧めています［インクレチン（GLP-1受容体作動薬とDPP-4阻害薬）の適正使用に関する委員会］．
- 膵炎や膵臓がん発症との関連性が疑われたことがありましたが，米国と欧州における調査において明らかな発症リスクの上昇は認められなかったと報告されています[15]．

基本はこう説明する

　「日本で最もよく使われている糖尿病薬です．低血糖をきたしにくく，体重増加も招きません．安全に使える糖尿病薬として評価が高いです．」

　「メトホルミン単独では残念ながら目標HbA1cに届きませんでした．朝または夕にメトホルミンと同じタイミングでDPP-4阻害薬を服薬してください．低血糖をきたすことなくHbA1cが下がると思います．」

　「DPP-4阻害薬は毎日服薬するタイプと，週1回服薬するタイプのものがあります．効能や副作用に違いはないといわれています．どちらがよろしいですか？」

注意点/副作用を上手に伝えるには

❶ 副作用は全くないの…？

　「副作用が少ない薬なのであまり心配はいらないでしょう．しかしながら，頻度は少ないものの嘔気，嘔吐，便秘，下痢などの消化器症状を引き起こす

ことがあります．SU薬やインスリンと併用している場合には低血糖をきたすことがあるので注意してください．」

「タイプ分け™」に沿った説明方法

❶ コントローラーの患者

「今まではメトホルミンだけでコントロールできていたのですが，この3〜4ヵ月はHbA1cが7％を超えています．2剤目をお勧めしたいのですがいかがでしょうか？」

決定権を相手に委ねる．

「そうですね．同じような生活をしているのにHbA1cが下がらなくなってきたので少し気になっていました．薬の追加は必要でしょうね．」

「ご理解いただきましてありがとうございます．1日1回，1日2回，週1回があります．効能はどれも同じくらいです．どうしましょうか？」

決定権を相手に委ねる．

「今はメトホルミンを1日2回服薬しているから合わせてもらおうかな．」

❷ プロモーターの患者

「Pさんは薬を減らしたいと言っておられましたね．」

「そうなんですよ．ちょっとでもいいから減らしたいと思っています．」

「1週間に，たった1回服薬するだけでよいDPP-4阻害薬があります．すごいと思いませんか？」

興味をひくような少々大げさな表現.

> 「えっ, 週1回ですか?　それは凄い. 是非それに変えてください.」

❸ サポーターの患者

 「食事療法と運動療法を頑張ってもらったのですが, 目標値の HbA1c7%未満にはまだ届いていません.」

> 「もっと頑張ります.」

 「私は, Sさんは十分に頑張っていると思っていますよ. はじめから比べるとHbA1cは確実に下がっていますし, 体重だって少し絞れています.」

Iメッセージで承認する(☞ p62).

> 「ありがとうございます.」

 「今の生活習慣のままで, 糖尿病の薬を服薬することをお勧めしたいのですが.」

本音を聴く.

> 「ちょっと怖いです. 低血糖とか大丈夫ですか?」

 「はい, 最も安全な薬から始めましょう」

❹ アナライザーの患者

 「重症低血糖は心臓発作や認知症の危険度を高めます. SU薬は低血糖をきたす確率が高い薬なので, AさんのSU薬を減らしていきたいのです.」

理由を明確にする.

> 「でも, そうするとHbA1cが高くなりますよね.」

「はい，なのでSU薬を減らす代わりにDPP-4阻害薬を併用します．糖尿病コントロールを悪化させずに低血糖のリスクを下げようと思っています．」

「どうするのですか？」

「糖尿病学会からは，まずSU薬を十分に減らしたうえでDPP-4阻害薬を併用する方法が推奨されています．そのうえでSU薬を最小限の用量まで減らしていきます．中にはSU薬を中止できた患者さんもいます．」

根拠と具体的な方法を説明する．

6) α-グルコシダーゼ阻害薬 —糖吸収・排泄調節系①—

おさらい

　現在，本邦で使用できるのはアカルボース（グルコバイ®），ボグリボース（ベイスン®），ミグリトール（セイブル®）の3種類です．α-グルコシダーゼ阻害薬は糖吸収・排泄調節系に分類されています．腸管のα-グルコシダーゼを阻害して糖の吸収を遅らせます．そのため，食後の血糖上昇を抑制します．

望ましい特徴

- 食後の血糖上昇を抑制する作用があるので，食後高血糖のみを認める軽症例には有効です．

- また体重増加をきたさないので，肥満を有する患者にも使いやすい薬です．加えて単独では低血糖をきたし難いことも安心材料です．

- 心血管イベントに関しては，STOP-NIDDM試験[16]では抑制されましたが，ACE試験[17]では抑制されなかったのでまだ評価が定まっていません．

- 一方で，糖尿病の発症予防に関してはVICTORY試験[18]でもSTOP-NIDDMでも有意に抑制しました．本邦では，ボグリボース0.2 mg錠を糖尿病の発症予防に使用することができます．

望ましくない特徴

- 放屁の増加，腹部膨満感，下痢，便秘などの消化器症状が比較的高頻度に見られることが欠点です．これらが原因で服薬中断に至ることもあります．したがって，α-グルコシダーゼ阻害薬は少量から開始して，漸増するようにします．消化器症状が出現したとしても服薬を継続するうちに次第に症状が消失することが多いと言われています．
- 1日3回食直前に服薬する必要があるので飲み忘れが多い薬です．
- α-グルコシダーゼ阻害薬は高齢者や腹部手術歴がある患者では腸閉塞をきたす場合があります．アカルボースでは重篤な肝障害が報告されているので，定期的な肝機能検査が必要です．
- SU薬やインスリンと併用しているときに低血糖をきたした場合には，ブドウ糖を投与する必要があります．ショ糖は吸収を抑制されるからです．

基本はこう説明する

境界型からの糖尿病発症予防の場合

「高血圧，脂質異常症，肥満，または糖尿病の家族歴がある境界型患者さんの糖尿病発症予防に使用できる薬はボグリボースだけしかありません．服薬した場合には糖尿病の発症率が約40％低くなります[18]．」

食後高血糖の患者の場合

「糖分の消化吸収を遅らせることによって食後の高血糖を抑制します．1日3回，食直前に服薬する薬です．食後高血糖は心筋梗塞などの動脈硬化症をきたすことが知られているので予防効果が期待できるかもしれません．」

注意点/副作用を上手に伝えるには

❶ おなかの調子に影響がある…？

「飲み始めのころには放屁の増加や，腹部膨満感，下痢が出現する場合があります．そのため，少量から開始して徐々に必要な用量まで増やしていき

ます．消化器症状は出現したとしても，しばらく服薬すると次第に改善することが多いと言われています．また，消化器症状は炭水化物の摂取量が多いほどに出現しやすくなるので，糖質の摂り過ぎには注意してください．」

❷ 低血糖になるって…？

「低血糖が出現したときには，ブドウ糖が必要です．砂糖だと低血糖からの回復が遅れる場合がありますので注意しましょう．ブドウ糖は調剤薬局で入手できます．」

「タイプ分け™」に沿った説明方法

❶ コントローラーの患者

 「食後の血糖値を選択的に低下させるよい薬があります．ただし，1日3回，食事直前に服薬する薬です．これは多忙なCさんには難しいでしょうか？」

食後血糖値の改善目的であることを短く伝える．
決定権を相手に委ねる．

「いえいえ，それくらいのことであればしっかり飲みますよ．」

 「ありがとうございます．もうひとつよろしいでしょうか？」

「何ですか？」

 「飲み始めの頃におなかが張ったりガスが増えたりすることがしばしばあります．それなので少量から始めようと思います．そのような症状が出たとしても服薬するうちに自然と良くなることが多いようです．あらかじめ知っておいてほしいと思いまして．」

要点を短く説明する．

「わかりました．」

❷ プロモーターの患者

「食後の血糖値を下げる薬は，1日3回，毎食直前に服薬する薬です．」

「大変そうですね.」

「そうなのです．きちんと服薬するとかなり効果を期待できるのですが，飲み忘れが多い薬でもあります．毎食直前の薬を飲み忘れないようにするためにはどうすればいいと思いますか？」

相手の豊富なアイデアを引き出す.

「そうですね．例えば，食事の準備ができたら箸の横に薬を置いておくとか，食事時間にアラームを鳴らすとか，あと家族や同僚に声をかけてもらうとか，いろいろと方法がありますよね.」

「最初にどのアイデアを採用しましょうか？」

❸ サポーターの患者

「HbA1cも空腹時血糖値もかなり改善して，目標値を達成できていますね.」

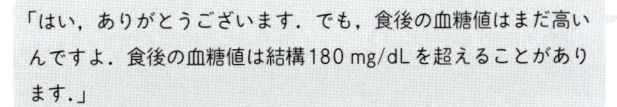「はい，ありがとうございます．でも，食後の血糖値はまだ高いんですよ．食後の血糖値は結構 180 mg/dL を超えることがあります.」

「そうですね．食後はまだ少し高いですね.」

「食後の血糖値が高いと動脈硬化が増えると習ったので心配です.」

「なるほど．それでは，食後高血糖を改善する薬を服薬するのは如何でしょうか？　Ｓさんはすでに HbA1c も空腹時血糖値も良好だから食後高血糖が改善すると心配がなくなりますね．」

前向きな表現を使う．

❹アナライザーの患者

「Ａさんは今回の検査では糖尿病ではありませんでした．結果は境界型です．しばしば予備軍といわれます．」

「よかった．まだ糖尿病ではないのですね．」

「はい．そこで，今後は糖尿病の予防が大事になります．」

「そうですね．」

「糖尿病の発病を予防する薬があります．薬を使わなかった場合と比較すると40％ほど発症率を抑制できるそうです．」

具体的な数値を入れて説明する．
中立的な情報提供．

「そんなに違うのですか？　だったら服薬してみようかな？　でも副作用とかはどうなのでしょうか？」

「副作用としては，腹部膨満感やガスが増えることがありますが，やがて慣れると言われています．重篤な副作用はなさそうです．」

「悩みますね．」

「じっくりと考えてよいですよ．」

納得するまで待つ．

7)　SGLT2阻害薬─糖吸収・排泄調節系②─

おさらい

　現在，本邦で使用できるSGLT2阻害薬は非常に種類が多いです．イプラグリフロジン(スーグラ®)，ダパグリフロジン(フォシーガ®)，ルセオグリフロジン(ルセフィ®)，トホグリフロジン(デベルザ®，アプルウェイ®)，カナグリフロジン(カナグル®)，エンパグリフロジン(ジャディアンス®)の6種類です．SGLT2阻害薬は糖吸収・排泄調節系に分類されています．近位尿細管でのブドウ糖の再吸収を抑制することによって尿糖排泄を促進し，血糖値を低下させます．従来の経口糖尿病薬と異なって体重減少作用があることが特徴的です．また，複数の臨床試験において，心血管疾患の複合イベントを有意に減少できたことが報告されて大変注目されています．

望ましい特徴

- EMPA-REG-OUTCOME試験では，エンパグリフロジンによる心血管イベントの二次予防効果が検証され複合心血管イベントを14％抑制しました[19]．同様に，CANVAS試験でも心血管病の既往(約65％)あるいはハイリスクの症例において複合心血管イベントを14％抑制しました[20]．腎臓保護作用を示唆するようなアウトカムも得られています．このような成績から，欧米においては心血管病の既往がある患者さんでは，メトホルミンの次に使用することが推奨されるようになりました[21]．
- SGLT2阻害薬は，利尿作用があって心臓の負荷を減らすこと，体重減少作用があること，血圧が低下すること，脂質代謝を改善することなど多面的な効果が明らかになりつつあります．

望ましくない特徴

- 性器感染症(特に女性)や，尿路感染症が増加することが知られています．また，高齢者では脱水症の危険性が高まります．頻尿を訴えることもしばしばです．
- 栄養状態の悪い高齢者ではサルコペニアを助長する可能性があります．
- 腎機能(eGFR)の低下例では効果が減弱します．
- 稀な病態としては，糖質制限をしている患者さんでは正常血糖糖尿病性ケトアシドーシスをきたす場合があります．

- 使用にあたっては日本糖尿病学会からの「SGLT2阻害薬の適正使用に関するRecommendation」を参照してください．
- 使用上の注意は比較的多いですが，初期の頃と比較すると緩和されてきています．これは，使用経験の蓄積によるものでしょう．
- SGLT2阻害薬は，薬価が高価であることも承知しておきましょう．

基本はこう説明する

「血液の中の糖分を尿中に排出することによって血糖値を下げる新しい作用機序の薬です．心臓血管病を起こしたことがある患者さんの，心臓発作や心不全の再発防止に有効であることが証明されています．そのため，心臓血管病を過去に起こしたことがある患者さんにとってはメトホルミンの次に優先して使用することが推奨されています．」

「SGLT2阻害薬は体重を減らす効果も期待できます．また，血圧や脂質の改善もしばしば認められるので，肥満のある2型糖尿病の患者さんには有効性が期待できそうです．」

注意点/副作用を上手に伝えるには

「服薬を開始したときには尿量が増えて脱水症をきたす場合がありますので，水分を500〜1,000 mLほど摂取しておきましょう．」

「尿路感染症や性器感染症にかかる確率が少々高くなります．恥ずかしくて話しにくいことかもしれませんが，そのような症状が出現した際には是非お知らせください．」

「極端な糖質制限を行った場合には，ケトアシドーシスという稀な副作用が出現することがありますのでご注意ください．もし，糖質制限を始めたいというのであれば，開始する前にご相談ください．」

「タイプ分け™」に沿った説明方法

❶ コントローラーの患者

「糖尿病の薬が，心臓病の再発防止に有効であることがわかりました．Cさんは以前に心筋梗塞を起こしたことがあるので効果が期待できますがどうされますか？」

短く薬の特徴を先に伝える．
決定権を相手に委ねる．

「そのような効果があるなら，是非飲んでみたいですね．」

「そうですか．では，今回の分から変更しましょう．ところで，服薬する場合の注意点を説明してもよいですか？」

許可をとって説明を追加する．

「どうぞ，お願いします．」

❷ プロモーターの患者

「痩せる糖尿病の飲み薬があります．食事療法や運動療法の効果が出やすくなりますよ．どうですか？」

少々大げさな表現でも大丈夫．

「えーっ！　痩せる糖尿病の薬ですか．それは凄いですね．是非使ってみたいです．」

「では，今回から開始しましょう．ところで，食事療法と運動療法に関しても具体的な目標を決めましょうか？」

相手の豊富なアイデアを引き出す．

「望むところです！　まず間食を減らします．外食も減らそうかな．それからウォーキングをはじめます．」

❸ サポーターの患者

 「Sさん，最近はどんな様子ですか？」

オープン型の質問をする（☞ p52）．

「食事療法も運動療法も以前ほどは頑張れなくて…．結果も変わり映えがなくて，体重もなかなか減りません．」

 「そうですか．なかなか望むような結果にならなくて，やる気が少し落ちてきているのですね．」

共感を示す（☞ p51）．

「はい．そうなのです．もちろん，このままではいけないとわかっているのですが…．」

 「なるほど．このままではいけないと…．実は，体重が減りやすい糖尿病薬があります．その薬は効果の出現も早いので，一度試してみませんか？」

❹ アナライザーの患者

 「SGLT2阻害薬という糖尿病薬に，心筋梗塞の再発や心不全を減らす効果があることがわかりました．」

「もう少し詳しく教えてもらえますか？」

「はい．海外で行われた調査です．心筋梗塞などを過去にきたした患者さんがSGLT2阻害薬を服薬したら，服薬しなかった場合と比べて心筋梗塞の再発や心不全が14％少なくなったという結果です．わずか14％と思われるかもしれませんが，従来の薬にはなかった効果です．」

具体的な数値を入れて説明する．

「私はそれを服薬した方がよいのですか？」

「欧米のガイドラインでは，心筋梗塞をきたしたことがある糖尿病患者さんは，メトホルミンとSGLT2阻害薬を併用することを推奨しています．」

現時点での標準的な治療であることを説明する

「そうですか．それでは使ってみようと思います．」

注射薬

1）GLP-1受容体作動薬

おさらい

　現在，本邦で使用できるのは，1日1〜2回注射のエキセナチド（バイエッタ®），リキシセナチド（リキスミア®），リラグルチド（ビクトーザ®）の3種類，および週1回注射のエキセナチド持続性注射剤（ビデュリオン®），デュラグルチド（トルリシティ®）の2種類です．将来，週1回注射のセマグルチド（オゼンピック®）も発売予定です．GLP-1受容体に結合して，血糖依存的にインスリン分泌を促進する作用を持ちます．同時にグルカゴン分泌を抑制します．注射製剤ですが，1型糖尿病には適応がなく2型糖尿病が適応です．

望ましい特徴

- 食欲を抑制する作用があるので，結果的に体重を減らす効果があります．
- 注射製剤であるためにインクレチン作用はDPP-4阻害薬よりも強力です．
- 短時間作用型のエキセナチドやリキシセナチドは胃内容の排出抑制作用があり，食後の血糖上昇を強く抑制します．
- リラグルチドや週1回製剤は空腹時血糖値を低下させる作用が強力です．単独使用では低血糖をきたす可能性は低いです．
- リラグルチドはLEADER試験において心血管イベントを13％抑制することができました[22]．ただし，そのときのリラグルチドの投与量は1.8 mgが主体なので本邦での使用量の上限である0.9 mgを上回っていることに注意が必要です．リラグルチドには糖尿病性腎症の悪化を抑制する効果も報告されており，腎症の重症化予防に有用な薬剤として期待されています[23]．
- セマグルチドもSUSTAIN-6試験において心血管イベントを抑制しています[24]．

望ましくない特徴

- 注射であるとはいえ，インスリンの代用薬ではありませんのでインスリン依存あるいはそれに近い状態の場合は有効ではありません．内因性インスリン分泌が残存していることを確認したうえで使用することが望まれます．
- 副作用から見ると，消化器症状が過度に出現する場合には治療の継続が困難になります．そのため，少量からの漸増法が望ましいようです．
- 急性膵炎や腸閉塞が現れることがあると報告されているので注意を要します．
- セマグルチドの効果を検証したSUSTAIN-6試験において，糖尿病網膜症の悪化が報告されています[24]．他のGLP-1受容体作動薬の臨床研究では網膜症の悪化が報告されていません．網膜症の悪化がセマグルチドの直接の影響なのか否かは不明であり，今後の検討課題になっているようです．
- GLP-1受容体作動薬は極めて高価な薬剤であることも知っておきましょう．

基本はこう説明する

　「注射ではありますが，インスリンと比較すると注射回数が少なくてすむ場合が多く，インスリン治療の前に試してみる価値があるのかもしれません．体重を減少させる効果があるので，肥満がなかなか解消できない患者さんには福音でしょう.」

　「リラグルチドには腎臓を保護する効果が期待されていて，糖尿病性腎症の重症化予防には有効な薬と思われます．また，心臓や血管の病気を減らす効果も期待できます．高価な薬ではありますが，従来の糖尿病薬にはない効能を有しているのが特徴です.」

　「週1回注射は，注射回数が少ないので頻回注射が困難な患者さんに有用です．最近では毎日の自己注射が困難な高齢者に使用されるケースが増えています.」

注意点/副作用を上手に伝えるには

　「単独で使用する場合には低血糖の危険性は少ないのですが，SU薬やインスリンと併用する場合には低血糖への備えが重要になります.」

　「GLP-1受容体作動薬は食欲を抑制したり，胃腸の動きを抑制したりする

作用を持ち合わせています．そのことが，体重を減らす効果や食後の高血糖を抑制する効果へと繋がります．基本的には少量から開始して，症状をみながら増量します．胃腸症状の出現は投与初期に多く，だんだんと慣れてくることがあるようです．」

　「稀な副作用として急性膵炎をきたす場合があります．嘔吐を伴う持続的な腹痛が出現した場合には速やかにご連絡ください．」

「タイプ分け™」に沿った説明方法

❶ コントローラーの患者

「糖尿病薬をすでに3種類用いているのですが，血糖値が徐々に高くなってきました．インスリン治療も考慮したいところですが，その前に試してみてはどうかと思う薬があります．これから説明してもよろしいですか？」

枕詞で許可を取る（☞p67）．

「どうぞ．お願いします．」

「デュラグルチドという注射で週1回注射します．インスリンと比較すると，注射回数が少なくて済むことと，体重を増やさない，むしろ少し体重が減るメリットがあります．週1回の注射はCさんには難しいですか？」

短く薬の特徴を先に伝える．
決定権を相手に与える．

「無理ということはありませんよ．ただ，注射なのかと思って．」

「無理ではないということであれば，一度試してみてもらえないでしょうか？　大変簡単な注射器が採用されていますので．」

❷ プロモーターの患者

「なかなか体重も食後の血糖値も下がりませんね．今の治療に
ちょっと限界を感じています．」

素直に伝える（アサーティブネス）．

「いやー，私の努力不足ですよ．いつも頑張ろうと思うのですが
ついつい食べ過ぎてしまうのです．困ったなー．」

「そこで，ひとつ提案があるのです．実は，食欲が抑制されて，
体重が減って食後の血糖値が下がる注射があります．」

メリットを強調した説明をする．

「えーっ，そんな薬があるのですか？　私にピッタリじゃないで
すか？」

「そうなのです．まさにＰさんにピッタリなのです．エキセナチ
ドというのですが，体重減少の効果と食欲を抑制する効果は他の
薬もよりも強いと思います．」

少々大げさな表現でも大丈夫．

「それ，やってみようかな？」

❸ サポーターの患者

「糖尿病性腎症の検査を定期的に行っているのですが，蛋白尿が
少し増えてきています．腎症第2期から第3期に進行していまし
た．どう思われますか？」

オープン型質問をする（☞ p52）．

「心配です．私はどうすればよいでしょうか？」

「糖尿病の腎臓障害を悪化させるのは，血圧，塩分，HbA1cや血糖，喫煙などです．Sさんとしてはどうですかね．」

再びオープン型質問をする．

「タバコは吸わないので関係ありません．減塩は結構しっかり頑張っていますし，血圧もあまり高くありません．やっぱりHbA1cでしょうか？」

「なるほど．確かにHbA1cはもう少し下げたいところですね．入院するという方法もありますが…．どうされますか？」

「入院はちょっと．家族の介護とかお世話とかいろいろありまして…．」

同意できることを探して提案する．

「そうですか．それでは，腎臓を保護することができて，HbA1cも下げることができるリラグルチドという注射があります．1日1回の注射ですが，これを外来で開始するというのはいかがでしょうか？」

「それであれば，やってみます．」

「わかりました．それではSさんの腎臓を守るために一緒に頑張りましょう．」

協調して治療に取り掛かる．

❹ アナライザーの患者

「AさんのHbA1cですが以前は7％未満でしたが，最近は7％を超えることが多いですよね．同じころから体重も少しずつ増えています．お気づきでしたか？」

データを話題にする．

「はい．毎日体重をグラフにつけていましたから気づいていました．」

「肥満がある糖尿病患者さんは心筋梗塞などの心臓病をきたしやすいと言われています．体重を減らすことができて，心臓病も減らすことができる注射薬があるのですが，説明してもよいですか？」

許可を得て説明する．

「そんな薬があるのですか？　インスリンではないのですか？」

「はい．注射ですがインスリンではありません．インスリンは体重が増えやすいのですがリラグルチドはむしろ体重が減ります．また，外国の調査ではありますが心筋梗塞などの病気を13％減らしています．」

具体的な数値を入れて説明する．

「なるほど．ちょっと興味がありますね．副作用とかはどうなのですか？」

「吐き気とか便秘とか，あるいは食欲低下が時々出現します．そのために，少量から段階的に用量を増やすのが一般的な使い方です．稀にですが，急性膵炎があるようです．」

「大丈夫でしょうか？」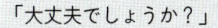

「副作用に関しては一過性であることが多いようですよ．急性膵炎は稀ですが，そのような場合には治療を中止した方がよいと思います．」

「もし資料があったらもらえますか？　自分でも調べてみたいです．」

これはよくあること．資料を渡してじっくりと考えてもらう．

2) インスリン

おさらい

　従来はヒトインスリンの速効型と中間型，および両者を混合した混合型インスリン製剤がよく使われていましたが，インスリンアナログが開発されてからは超速効型，持効型溶解，および超速効型と中間型の混合型，あるいは超速効型と持効型溶解の混合型が主流になっています．インスリン治療は原則的には，健常人における基礎インスリンと追加インスリン分泌をできるだけ模倣する形で投与されています．最も代表的なインスリンの使用方法は基礎インスリン（持効型溶解インスリン）を1日1回補充し，各食前に超速効型インスリンを補充する強化インスリン療法です．すなわち4回注射法が標準的な方法です．

　1型糖尿病の患者はインスリンを中断しないでください．糖尿病性ケトアシドーシスなど重篤な状態をきたしてしまいます．

　近年では，2型糖尿病においては経口糖尿病薬とともに，基礎インスリンを1日1回補充する治療方法が広く受け入れられています．この方法は大変簡便であるため，患者の心理的抵抗が少ないと言われています．

望ましい特徴

- 絶対的なインスリン依存状態においては，インスリン以外の治療方法は無効です．したがって，血糖値を改善する能力においてインスリンは最強の治療薬です．
- 強化インスリン療法は，健常人におけるインスリン分泌パターンに近くなるので血糖値のコントロールがしやすく，責任インスリンの概念を知っていれば個々の患者への対応もしやすくなります．
- UKPDS研究においては，早期からのインスリン治療が糖尿病の細小血管合併症を減らしています[8]．長期間追跡をしたら，心筋梗塞などの大血管障害を減らす可能性も示唆されました[25]．本邦で行われた Kumamoto Study では，強化インスリン療法による細小血管合併症の抑制を報告しています[26]．
- インスリンは安全性が高い薬剤であることも特筆すべき点です．インスリンは低血糖以外にはあまり副作用がなく，インスリンアナログでは悪性腫瘍が増えるのではないかという懸念がありましたが，前向き研究ではそのような現象は認められませんでした[27]．

望ましくない特徴

- 自己注射が必要なため，インスリン治療を受け入れがたいと思う患者は大勢います．そのため，治療を開始するまでに根気強いアプローチが必要になり，適切な時期にインスリン治療を開始できないことがあります．
- インスリン治療の問題点としては，低血糖があります．血糖値を下げることのみに執着してインスリンを増量しすぎると重症低血糖をきたし，死亡率を高める可能性もあります．このことはACCORD研究などで明らかになりました．また，低血糖は認知機能の低下にも関連することが示唆されています[28]．
- インスリンは，食事療法が不十分であれば容易に体重増加を招いてしまいます．したがって，インスリン治療中の患者では栄養指導の意義が更に高まります．

基本はこう説明する

ブドウ糖毒性を解除するためにインスリン治療を開始する場合

「血糖値が著しく高いために，インスリンが必要な状態です．内服薬でどうにかできるレベルではありません．高い血糖値を一度下げないことにはよい治療はできないのでインスリン治療から開始します．」

「血糖値が下がり，食事療法や運動療法にきちんと取り組めばインスリン治療から離脱できる患者さんも少なからず存在します．」

経口糖尿病薬に基礎インスリンを追加する場合

「これまで食事療法，運動療法，糖尿病薬を使って糖尿病をコントロールしてきましたが，なかなか改善する様子がありません．そこで，1日1回，長時間作用する持効型インスリンを補充しましょう．これは，注射の回数も少なくて済むし，低血糖も少ない治療法です．」

注意点/副作用を上手に伝えるには

「インスリン治療は，膵臓からのインスリンの分泌能力に関係なく，また膵臓に負担をかけることなく確実に血糖値を下げることができる良い方法で

す．

　自己注射は確かに負担が大きいとは思いますが，血糖値の改善によって得られる将来の健康面でのメリットは遥かに大きいものでしょう．」

　「インスリン治療を開始したら，血糖自己測定が保険診療でできるようになります．毎日の血糖値の変動を自分で確認することができるので，低血糖の予防や生活習慣の改善に大変有用です．低血糖への備えはインスリン治療を行っている患者さんに必要なことです．ブドウ糖を携帯するようにしてください．」

　「血糖値が高い時には，インスリンの量を少し増やして調整することもできるようになります．これは，経口糖尿病薬ではできないことですね．」

　「インスリン治療中には油断していると体重が増える場合があります．インスリンを使うのだから食事療法はいい加減で良いということではありません．これから，インスリンを上手に使えるように少しずつ経験を積んでいきましょう．」

「タイプ分け™」に沿った説明方法

❶ コントローラーの患者

「インスリン治療のこと，考えていただけましたか？」

「どうしても血糖値が下がらないのなら，インスリンも仕方がありませんね．」

「よく考えていただいてありがとうございます．さて，インスリンを始めるのに，入院してから開始する方法と，外来で通院しながら開始する方法があります．入院の場合はインスリンで十分に血糖値を下げたうえでベストと思われる治療を検討します．外来の場合は1日1回注射から開始して，血糖値を見ながら徐々に調整します．どちらを希望されますか？」

簡潔に違いを説明する．
決定権を相手に与える．

「インスリン治療をする覚悟はできているので，入院してベストの治療をお願いします.」

「わかりました．では，早速入院予約を取りましょう.」

②プロモーターの患者

（インスリン治療は開始していないが，HbA1cが高値なので血糖測定器を貸し出して家庭での血糖変動を確認してもらいました.）

「ご自宅での血糖値はいかがでしたか？」

「いやーっ．びっくりしました．朝から血糖値は200 mg/dL以上ですよ．食事の後なんか400 mg/dLもありました.」

「素晴らしいです！　よくきちんと調べましたね．このとき，糖尿病薬はきちんと服用されていたのですよね？」

やや大げさに承認する．

「薬をきちんと飲んでこれです．まいっちゃいますよ.」

「血糖値を下げる力は何といってもインスリンがいちばんですよ！」

相手のモードに合わせて，前向きな表現をする．

「そうですよね．これがずっと続くのは嫌だな．やっぱりインスリンかな.」

③サポーターの患者

「Sさんはこれまでにずっと頑張ってこられましたね．ただ，最近はその頑張りが望ましい結果に繋がっていないので心苦しく思っています．Sさんはどう思われていますか？」

プロセスを承認する(☞p62).

オープン型質問をする(☞p52)．

> 「はい．何とかしようと思っているのですが，なかなか何も変えることができなくて恥ずかしいです．」

 「Sさんはそう思われるのですね．私はSさんの頑張りを見てきました．現状は努力不足というよりは，治療がSさんの現状に合っていないと思うのです．」

Iメッセージで承認する(☞p62)．

> 「そう言っていただけると正直ほっとします．私はどうすればいいでしょうか？」

 「最終的にはSさんが決めてよいことですが，私としてはそろそろインスリン治療がよいのではないかと思っています．」

求められたアドバイスに応じる．

❹アナライザーの患者

 「Aさん，HbA1cが高い状態のままで最近はあまり変化がありません．このままだと心配です．Aさんは腎臓に早期の合併症があるのであまり進行しないようにしたいのです．」

> 「できればインスリン治療はやりたくないのですが…．今の私の状態はどのような段階ですか？」

 「AさんはHbA1cが8～8.5％が半年以上続いています．Aさんが薬をきちんと服用されていることは知っています．それでも下がらないのです．糖尿病の合併症が出ないように，あるいは進行しないようにするためには7％未満という厳しいレベルが要求されます．また，腎症としては尿へのアルブミン排泄量，ACRというのですが，これが270 mg/gCreです．正常は30未満であり，300を超えると腎症のステージがもう一つ進行します．」

具体的な数値を入れて説明する．

「確かに血糖値が高いし，腎臓も問題があるんですね.」

「はい．インスリンで確実に解決できると断言することはできま
せんが，今よりは良好なコントロールが得られる確率が高いで
す.」

「インスリン注射ってきっと痛いんでしょうね？」

「うーん．ほとんどの患者さんはインスリン注射の痛みは大した
ことないと言われます．これは，実際に体験してみる方がよいと
思います．まずは，私が針を刺してみます．（インスリン専用針
の内側を曲げて，インスリンカートリッジのゴム栓を貫通しない
ように装着し，医療者自身の腹壁に針刺しを実行）.

目の前で実際に針刺しのデモンストレーション.

「痛くないですか？」

「ちょっとチクッとはしますが…そうですね．蚊が刺した程度で
す．今度はＡさんが体験してみてください．注射のセッティング
は私がやりますから.」

自己注射を実行することで痛みが少ないことを体験する.

「（おそるおそる自己注射を実行）．あれ，本当に痛みはあまり感
じませんね．これならできそうです.」

コラム7 シックデイ対策，どうするか？

　シックデイのときに，糖尿病薬をどうするかは大変重要な問題です．シックデイでは，BG薬とSGLT2阻害薬は中止です．消化器症状を伴う場合はα-グルコシダーゼ阻害薬も中止した方がよいでしょう．DPP-4阻害薬やチアゾリジン薬は重症でなければ特に中止する必要はありません．インスリン治療の際には，血糖値をモニタリングしながら，インスリンの用量を調整します．

　まず，大事なことはシックデイに関する教育です．患者向けの資料を活用します．そして，医療施設への連絡方法を指導します．連絡の際に，伝えてほしい情報のリスト（自覚症状，バイタルサイン，意識状態，わかるなら血糖値など）も指導しておきます．佐世保中央病院では，糖尿病教育入院の際に薬剤師が，シックデイのときに中止すべき薬を主治医に確認して指導を行います．インスリンの場合は，血糖値が上昇しているときに補正インスリンを何単位用いるのかを確認します．例えば，血糖値が（250 mg/dL）以上の場合，血糖値が（50 mg/dL）上昇するごとに超速効型インスリンを（1単位）増量という指示です．（　　）の中は，主治医と薬剤師で検討して決めるようにしています．

（松本一成．シックデイのインスリン調節　最新インスリン療法，第2版，綿田裕孝，荒木栄一編，中山書店，p83-87, 2015）

● 文献

1) UK Prospective Diabetes Study(UKPDS)Group. Effect of intensive blood-glucose control with metformin on complications in overweight patients with type 2 diabetes(UKPDS 34). Lancet **352**：854-865, 1998.

2) Roussel R, et al. Metformin use and mortality among patients with diabetes and atherothrombosis. Arch Intern Med **170**：1892-1899, 2010.

3) 日本糖尿病学会．メトホルミンの適正使用に関するRecommendation，2016年5月12日改訂版．

4) Dormandy JA, et al. Secondary prevention of macrovascular events in patients with type 2 diabetes in the PROactive Study(PROspective pioglitAzone Clinical Trial In macroVascular Events)：a randomised controlled trial. Lancet **366**：1279-1289, 2005.

5) Kernan WN, et al. Pioglitazone after ischemic stroke or transient ischemic attack. N Engl J Med **374**：1321-1331, 2016.

6) Wei L, et al. Pioglitazone and bladder cancer：a propensity score matched co-

hort study. Br J Clin Pharmacol **75**：254-259, 2013.

7) UK Prospective Diabetes Study（UKPDS）Group. Intensive blood-glucose control with sulphonylureas or insulin compared with conventional treatment and risk of complications in patients with type 2 diabetes（UKPDS 33）. Lancet **352**：837-853, 1998.

8) Schramm TK, et al. Mortality and cardiovascular risk associated with different insulin secretagogues compared with metformin in type 2 diabetes, with or without a previous myocardial infarction：a nationwide study. Eur Heart J **32**：1900-1908, 2011.

9) 難波光義ほか．糖尿病治療に関連した重症低血糖の調査委員会報告　糖尿病 **60**：826-842, 2017.

10) Action to control cardiovascular risk in diabetes study group. Effects of intensive glucose lowering in type 2 diabetes. N Engl J Med **358**：2545-2559, 2008.

11) 弘世貴久．糖尿病患者の食事療法と服薬回数に関する意識調査　新薬と臨床 **61**：2364-2390, 2012.

12) Scirica BM, et al. Saxagliptin and cardiovascular outcomes in patients with type 2 diabetes mellitus. N Engl J Med **369**：1317-1326, 2013.

13) White WB, et al. Alogliptin after Acute Coronary Syndrome in Patients with Type 2 Diabetes. N Engl J Med **369**：1327-1335, 2013.

14) Green JB, et al. Effect of Sitagliptin on Cardiovascular Outcomes in Type 2 Diabetes. N Engl J Med **273**：232-242, 2015.

15) Egan AG, et al. Pancreatic safety of incretin-based drug-FDA and EMA assessment. N Engl J Med **370**：794-797, 2014.

16) Chiasson JL, et al. Acarbose treatment and the risk of cardiovascular disease and hypertension in patients with impaired glucose tolerance：the STOP-NIDDM trial. JAMA **290**：486-494, 2003.

17) Holman RR, et al. Effects of acarbose on cardiovascular and diabetes outcomes in patients with coronary heart disease and impaired glucose tolerance（ACE）：a randomized, double-blind, placebo-controlled trial. Lancet Diabetes Endocrinol **5**：877-886, 2017.

18) Kawamori R, et al. Voglibose for prevention of type 2 diabetes mellitus：a randomised, double-blind trial in Japanese individuals with impaired glucose tolerance. Lancet **373**：1607-1614, 2009.

19) Zinman B, et al. Empagliflozin, cardiovascular outcomes, and mortality in type 2 diabetes. N Engl J Med **373**：2117-2128, 2015.

20) Neal B, et al. Canagliflozin and cardiovascular and renal events in type 2 diabetes. N Engl J Med **377**：644-657, 2017.

21) American Diabetes Association. Pharmacologic approaches to glycemic treatment：Standards of medical care in diabetes—2018. Diabetes Care **41**：S73-85, 2018.

22) Marso SP, et al. Liraglutide and cardiovascular outcomes in type 2 diabetes. N Engl J Med **375**：311-322, 2016.

23) Mann J, et al. Liraglutide and renal outcomes in type 2 diabetes. N Engl J Med

377：839-848, 2017.

24) Marso SP, et al. Semaglutide and cardiovascular outcomes in patients with type 2 diabetes. N Engl J Med **375**：1834-1844, 2016.

25) Holman RR, et al. 10-year follow-up of intensive glucose control in type 2 diabetes. N Engl J Med **359**：1577-1589, 2008.

26) Ohkubo Y, et al. Intensive insulin therapy prevents the progression of diabetic microvascular complications in Japanese patients with non-insulin- dependent diabetes mellitus：a randomized prospective 6-year study. Diab Res Clin Pract **28**：103-117, 1995.

27) Gerstein HC, et al. Basal insulin and cardiovascular and other outcomes in dysglycemia. N Engl J Med **367**：319-328, 2012.

28) Whitmer RA, et al. Hypoglycemic Episodes and Risk of Dementia in Older Patients with Type 2 Diabetes Mellitus. JAMA **301**：1565-1572, 2009.

索引

欧文

α-グルコシダーゼ阻害薬　124
BOT（Basal supported Oral Therapy）　95
CGM（Continuous Glucose Monitoring）
　97
DPP-4阻害薬　71, 82, 95, 120
FGM（Flash Glucose Monitoring）　94, 97
GLP-1受容体作動薬　97, 134
Iメッセージ　62
Patient Centered Approach　3
POS（Problem Oriented System）　91
SGLT2阻害薬　71, 82, 95, 129
SMART目標設定　46
SMBG（Self-Monitoring of Blood Glucose）92
SU薬　111
Youメッセージ　62

和文

あ

アカルボース　124
アクトス　107
アジルサルタン　75
アジルバ　75
アスピリン　75, 88
アドヒアランス　42, 88
アトルバスタチン　75
アナグリプチン　76, 120
アナライザー　36

アプルウェイ　129
アマリール　75, 85, 111
アムロジピン　75
アムロジン　75
アログリプチン　76, 120

い

イニシンク　76
イプラグリフロジン　76, 129
インスリン　71, 95, 140
　——治療　88
　——抵抗性改善系　102, 107
　——分泌促進系　111, 117, 120
インスリングラルギン　75

え

栄養看護外来　98
エキセナチド　134
エクア　120
エンパグリフロジン　76, 129

お

オイグルコン　111
オゼンピック　134
オープン型質問　52
オマリグリプチン　120
オングリザ　120

か

カナグリフロジン　71, 76, 129
カナグル　129
カナリア　76

き

基礎インスリン　71, 140
強化インスリン療法　140
共創質問　54

く

グラクティブ　120
グリクラジド　60, 111
グリニド薬　117
グリベンクラミド　111
グリミクロン　111
グリメピリド　75, 88, 111
グルコバイ　124
グルファスト　117
グルベス　76

け

傾聴　51, 52
血糖自己測定　92
健康寿命　51, 70

こ

行動記録　92
行動変化ステージ　44
行動療法　43
コーチング　24
コンコーダンス　42
コントローラー　33
コンプライアンス　42

さ

サキサグリプチン　120
ザクラス　75
ザファテック　120
サポーター　35

し

支援者型　35
持効溶解型　140
自己効力感　45, 61
自信度　80, 85
シタグリプチン　75, 88, 120
シックデイ　146
死人テスト　43
支配者型　33
ジベトス　102
ジベトンＳ　102
ジャディアンス　129
ジャヌビア　75, 120
シュアポスト　117
重要度　80
承認　61

す

垂直探索　77
スイニー　120
水平探索　77
スーグラ　76, 129
スージャヌ　76
スターシス　117
スルホニル尿素薬(SU薬)　111

せ

生活歴　5
セイブル　124
セマグルチド　134

そ

促進者型　34
速効型インスリン分泌促進薬　117
ソニアス　76

た

タイプ分け　31
ダオニール　111
タケプロン　75
タケルダ　75
ダパグリフロジン　129
多理論統合モデル　44

ち

チアゾリジン薬　107
注射薬　134
超速効型　140

て

ティーチング　25
テネリア　120
テネリグリプチン　76, 120
デベルザ　129
デュラグルチド　75, 134

と

糖吸収・排泄調節系　124, 129
トホグリフロジン　129
トラゼンタ　120
トラディアンス　76
トルリシティ　75, 134
トレラグリプチン　120

な・ね

ナテグリニド　117
ネシーナ　120

は

バイアスピリン　75
バイエッタ　134

配合薬　73, 76

ひ

ピオグリタゾン　76, 107
ビグアナイド薬　95, 102
ビクトーザ　134
ビルダグリプチン　60, 76, 120

ふ

ファスティック　117
フォシーガ　129
服薬アドヒアランス　88
ブホルミン　102
プロモーター　34
分析者型　36

へ・ほ

ベイスン　75, 124
ボグリボース　60, 75, 124
ポリファーマシー　74

ま・み

枕詞　67
マリゼブ　120
ミグリトール　124
ミチグリニド　76, 117
未来型質問　53

め・も

メタクト　76
メトアナ　76
メトグルコ　102
メトホルミン　55, 76, 82, 88, 102
目的志向行動システム　50
問題志向システム　91

ら

ライフチャート　5
ランソプラゾール　75
ランタス　75

り

リオベル　76
リキシセナチド　134

リキスミア　134
リナグリプチン　76, 120
リピトール　75
リラグルチド　134

る・れ

ルセオグリフロジン　129
ルセフィ　129
レパグリニド　117

著者紹介

松本 一成 （まつもと かずなり）

佐世保中央病院 糖尿病センター長
日本臨床コーチング研究会 会長

1987 年	長崎大学医学部卒業
1987 年	長崎大学医学部第一内科 入局
1988〜1992 年	関連病院勤務（田川市立病院・旧小城町立病院・旧国立佐賀病院・旧国立対馬病院）
1992 年	長崎大学第一内科医員
1995 年	佐世保中央病院内科 勤務
2002 年	佐世保中央病院 糖尿病センター部長
2006 年〜	佐世保中央病院 糖尿病センター長
	現在に至る

資格：日本内科学会 認定医，日本糖尿病学会 専門医・指導医，日本臨床コーチング研究会 認定コーチ，生涯学習開発財団 認定コーチ，日本コーチ協会 認定メディカルコーチ

薬物療法に活かす 糖尿病を聴く技術と話す技術

2019 年 6 月 5 日 発行

著 者 松本一成
発行者 小立鉦彦
発行所 株式会社 南 江 堂
〒113-8410 東京都文京区本郷三丁目 42 番 6 号
☎（出版）03-3811-7236 （営業）03-3811-7239
ホームページ https://www.nankodo.co.jp/
印刷・製本 公和図書
装丁 渡邊真介

Diabetes Dialogue：Leads to Drug Therapy
© Nankodo Co., Ltd., 2019

定価は表紙に表示してあります．
落丁・乱丁の場合はお取り替えいたします．
ご意見・お問い合わせはホームページまでお寄せください．

Printed and Bound in Japan
ISBN978-4-524-24964-0